AF318917

DERNIERS MOTS

SUR LA

NON-CONTAGION DE LA PESTE

PAR

M. CLOT-BEY,

DOCTEUR EN MÉDECINE ET EN CHIRURGIE,
PREMIER MÉDECIN DE S. A. LE VICE-ROI D'ÉGYPTE,
INSPECTEUR GÉNÉRAL DU SERVICE MÉDICAL CIVIL ET MILITAIRE,
ASSOCIÉ DE L'ACADÉMIE IMPÉRIALE DE MÉDECINE DE PARIS,
COMMANDEUR DE LA LÉGION D'HONNEUR,
ETC., ETC., ETC.

PARIS
VICTOR MASSON & FILS
PLACE DE L'ÉCOLE DE MÉDECINE.

1866

TABLE DES MATIÈRES.

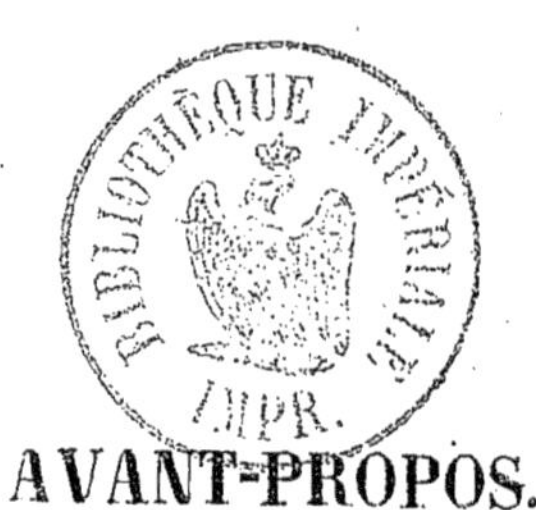

AVANT-PROPOS.

AVANT-PROPOS.

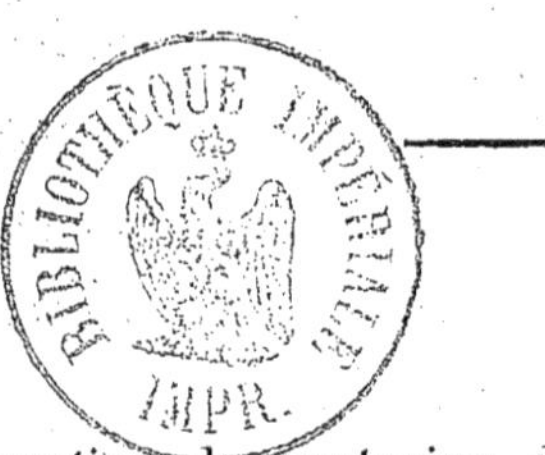

La question de contagion des maladies épidémiques
ayant été de nouveau mise à l'ordre du jour, après avoir
dit, dans une brochure récente, ma pensée sur le choléra,
je crois devoir dire une dernière fois mon opinion sur la
peste.

J'ai déjà publié trois ouvrages sur cette maladie ; l'un,
en 1840, intitulé : *De la Peste observée en Egypte* ; le
second : *Leçons sur la Peste d'Egypte* ; et le troisième :
*Coup d'œil sur la Peste et les quarantaines à l'occasion
du Congrès sanitaire de Paris, en* 1851; plus, divers mémoires d'une moindre importance, imprimés en France,
en Angleterre, en Italie et en Egypte.

En 1851, à l'époque du Congrès sanitaire de Paris, la
non-contagion, mise en avant par des hommes consciencieux qui avaient observé la peste et le choléra sur une
vaste échelle, commençait à se généraliser et le Congrès
apporta de notables améliorations dans le régime quaran-

tenaire; mais, aujourd'hui, par un retour que rien n'explique ni ne justifie, et peut-être par suite d'un sentiment de frayeur exagéré, on semble revenir à la croyance en la contagiosité.

Ce retour vers des idées renouvelées du moyen-âge me paraît déplorable et indigne de notre époque. Après l'avoir combattu par rapport au choléra, je crois de mon devoir de le combattre par rapport à la peste, qui, d'après mon expérience et dans ma conviction intime, est une maladie épidémique et non contagieuse.

Mais, en écrivant les lignes qui vont suivre, mon intention n'est pas de traiter de la peste au point de vue exclusivement médical. Les hommes de l'art trouveront, sous ce rapport, tous les développements désirables dans mon traité publié en 1840. Mon intention, aujourd'hui, n'est que de confirmer ce que j'ai déjà dit au sujet de la non-contagion de ce fléau. Il importe que cette vérité soit propagée le plus possible, surtout parmi le peuple, trop profondément imbu des idées contagionnistes les plus absurdes.

J'espère que l'opinion d'un médecin qui a fait une étude spéciale de la peste pendant trente ans de séjour en Egypte, où il était à la tête du service médical, qui a traversé six grandes épidémies, 1835, 1836, 1837, 1838, 1839, 1840, donné des soins à des milliers de pestiférés, chez les particuliers comme dans les hôpitaux, fait de nombreuses autopsies, expérimenté les divers modes de traitement, cherché avec conscience et bonne foi, sans système ni idée préconçue, à déterminer le caractère contagieux ou non contagieux de la peste ; j'espère, dis-je, que son opinion pourra inspirer quelque confiance. Je l'espère d'autant plus que cette opinion est corroborée par les travaux de plus de cinquante confrères qui, comme lui, ont payé de leur personne.

Je serai heureux si ce court exposé peut répandre quelques idées rationnelles sur une maladie qui a été trop longtemps l'effroi des populations, et si je parviens à calmer les craintes exagérées qu'elle a excitées.

Dans ce but, je publie encore ces lignes, malgré mon grand âge et l'épuisement de mes forces, et la seule récompense que j'ambitionne, c'est d'éclairer mon pays, et de contribuer, jusqu'à la fin de ma vie, au progrès de la science et au triomphe de la vérité.

Ainsi que je l'ai déjà dit, mon désir n'est pas de m'étendre longuement sur la question de la peste, considérée au point de vue scientifique. Je ne veux pas même passer en revue les trop nombreux ouvrages écrits, dans les temps anciens et à l'époque actuelle, sur cette terrible maladie. La plupart de ces auteurs, n'ayant jamais été témoins de la peste, n'ont fait que se copier les uns les autres, reproduisant sans cesse les erreurs les plus déplorables. Je me contenterai de quelques courtes citations pour signaler des erreurs trop accréditées, et dont il faut enfin que le bon sens fasse justice , comme il doit rejeter aussi les institutions sanitaires , parce qu'elles ne peuvent en aucune manière arrêter la marche des fléaux dont l'atmosphère est le véhicule.

Mais , avant d'entrer dans le vif de la question , disons un mot sur l'antiquité de la peste. Cette vérité, aujourd'hui admise, avait trouvé un contradicteur.

M. Pariset, membre fondateur et premier secrétaire perpétuel de l'Académie de médecine de Paris , s'était pénétré, en 1829 , par la lecture des ouvrages sur l'Egypte , que la peste ne s'était jamais montrée dans l'antiquité , et qu'elle avait fait seulement sa première apparition l'an 542 de notre ère, c'est-à-dire après que les Egyptiens eurent perdu la coutume d'embaumer les cadavres.

Cette opinion paradoxale, brillamment développée, produisit une grande sensation , et beaucoup de médecins se convainquirent dès lors que la peste n'avait jamais paru avant Jésus-Christ. C'est cependant une grande erreur, car Hérodote et Thucydide parlent dans leurs écrits d'une maladie qui avait existé bien avant eux , et qu'ils appelèrent la peste. Quoi qu'il en soit, Pariset se fit donner par le gouvernement français une mission scientifique dont le but était de faire en Orient des recherches propres à corroborer l'opinion qu'il avait admise. Le gouvernement ayant accédé à son désir, M. Pariset vint en Egypte où il passa deux ans sans avoir été témoin de la peste. Rentré en France, il publia son mémoire et divers rapports sur ses prétendues observations.

M. Pariset mourut avant la publication d'un remarquable travail qui devait renverser l'échafaudage de toutes ses belles suppositions.

Je veux parler de l'important mémoire dû à la plume savante de **M.** le Dr Daremberg, qui prouve que la peste a régné dans les temps les plus reculés, et met à néant la théorie ingénieuse mais erronée qui fut soutenue avec tant de chaleur par le Dr Pariset.

Avant donc de dire moi-même toute ma pensée sur la peste, je tiens à citer, en entier, l'article écrit par **M.** Daremberg.

Je rends ici un juste hommage à cet écrivain consciencieux, à cet érudit profond, qui a rendu les plus grands services à la science, surtout par la traduction en quatre volumes des œuvres d'Oribase, qu'il a publiées avec **M.** Busmaker.

Dans ce travail de longue haleine, se trouve réuni tout ce que les anciens ont dit sur la peste.

Il est regrettable que cette traduction monumentale n'ait paru qu'après la fin des discussions qui eurent lieu, en 1846, au sein de l'Académie de médecine de Paris.

Certainement, si les savants médecins qui siégaient dans cette illustre assemblée, avaient connu cet ouvrage ils se seraient prononcés, sur la peste, d'une manière pleinement satisfaisante, et ils n'auraient pas laissé se produire un rapport qui n'a été qu'un demi-progrès, parce que le rapporteur lui-même, étranger à la question, ne s'est inspiré que des documents qu'il a trouvés conformes à ses idées préconçues. Il y avait alors à l'Académie, je le sais, des hommes distingués, qui avaient une entière connaissance de la question; entre autres, M. Isidore Bourdon qui, dans un mémoire remarquable, a résumé, en 40 pages, tout ce qui a été dit pendant les 27 mois que l'Académie employa à s'occuper de la peste.

NOTE

SUR

L'ANTIQUITÉ ET L'ENDÉMICITÉ DE LA PESTE EN ORIENT

ET PARTICULIÈREMENT EN ÉGYPTE.

NOTE

SUR

L'ANTIQUITÉ ET L'ENDÉMICITÉ DE LA PESTE EN ORIENT

ET PARTICULIÈREMENT EN ÉGYPTE

Par M. le Dr Daremberg,

Bibliothécaire de l'Académie de Médecine de Paris.

« La question de l'antiquité de la peste en Egypte est l'une des plus difficiles, des plus controversées, et en même temps l'une des plus intéressantes au point de vue pratique des quarantaines, qu'on puisse se poser dans l'histoire des maladies épidémiques. L'origine récente et l'origine ancienne de la peste ont été soutenues à grands frais d'érudition, je puis même ajouter avec une grande éloquence. Les esprits se sont animés, les intérêts de la science, ceux de l'humanité tout entière ont été mis en avant de part et d'autre. Malheureusement, le désir de faire prévaloir une opinion personnelle n'a pas toujours été assez étrangère à ce grand débat. Pour nous, qui ne cherchons que la vérité, qui ne voulons voir dans l'antiquité de la peste qu'une question d'érudition, nous étudierons les sources, nous nous assurerons de l'interprétation des textes, et nous nous arrêterons là où les données historiques nous feront défaut.

« L'opinion la plus généralement répandue, en France du moins, c'est que la peste est une maladie nouvelle, et qu'elle a pris naissance en Egypte au VIe siècle, mais un passage de Rufus d'Ephèse, célèbre médecin qui vivait sous l'empereur Trajan, établit positivement que la peste régnait épidémiquement, bien avant l'ère chrétienne, dans les contrées où nous la voyons maintenant encore étendre plus particulièrement ses ravages. Ce texte nous a été conservé par Oribase, médecin de l'empereur Julien, dans le XLIVe livre de ses *Collectanea medicinalia*.

« La plus ancienne mention des maladies pestilentielles en Egypte est celle que nous a laissé Moïse au chapitre IX, vers. 9 et 10, du livre de l'*Exode*. Les caractères que l'auteur sacré assigne à cette peste sont trop insuffisants pour que nous puissions en conclure avec sûreté qu'il s'agit ici véritablement de la peste d'Orient. Si l'on examine les phénomènes qui précédèrent et pour ainsi dire préparèrent l'apparition du fléau, on ne restera pas, il est vrai, sans quelques doutes sur sa nature pestilentielle. Je rappelle ici les quatre plaies dont Dieu frappa l'Egypte avant de lui envoyer la peste, ce sont : 1° une sorte de corruption de toutes les eaux de l'Egypte, corruption que Moïse dit être une sanguinification de l'eau, laquelle fit mourir tous les poissons et mit le fleuve en effervescence (VII, 17 et suiv.); 2° l'apparition d'une multitude de grenouilles qui se répandirent dans l'Egypte, et qui en mourant causèrent une grande putréfaction (*putruit terra*, dit l'écrivain sacré, VIII, 5 et suiv.); 3° l'apparition de deux espèces de mouches (les scyniphes et les cynonimiæ), qui attaquèrent les hommes et les animaux, et ravagèrent les biens de la terre (VIII, 16, suiv.; 21 et suiv.); 4° enfin le développement d'une épizootie terrible. C'est à la suite

de ces prodiges que le fléau pestilentiel apparut. Moïse
le décrit en quelques mots : Le Seigneur dit : « *Fiat pulvis
super omnem terram Egypti ; et erunt super homines et
quadrupeda, ulcera vesicæ effervencentes..... Et facta
sunt ulcera in veneficis* (enchanteurs) *et in omni terra
Egypti.* » L'auteur n'ajoute pas que la mortalité fut grande,
mais cette conséquence paraît plus que probable. Si l'on
s'en tient au sens littéral du texte et à l'interprétation
la plus raisonnable, on sera à peu près convaincu, ce
me semble, qu'il s'agit, non d'une véritable peste, mais
d'une éruption exanthématique grave, et qui n'est pas
sans quelque analogie avec la petite vérole, ainsi que
Krause paraît le croire. Du reste, le caractère anotomo-
pathologique donné par Moïse, je veux dire l'éruption de
petites plaies ou pustules avec palyctènes, rapproche à
quelques égards, selon moi du moins, cette maladie de
celle décrite par Thucydide, ainsi que nous le verrons
plus bas.

« Les loïmographes parlent aussi d'une peste qui, peu
de temps après celle de Moïse, l'an 2500 (celle de Moïse
avait eu lieu en 2443), serait partie de l'Egypte pour
ravager la Grèce ; on assigne la même origine à une
autre peste qui aurait également sévi en Grèce ; mais
tous ces renseignements sont trop vagues, trop insuffisants pour qu'on en puisse tirer quelque conclusion positive. Je veux seulement constater ici une tradition qui
prouve, ce me semble, des relations suivies entre la
Grèce et l'Egypte, et qui fait partie des fléaux des-
tructeurs de ce dernier pays, regardé comme si salubre
par tous ceux qui s'en sont rapportés au témoignage
d'Hérodote, dont les relations sont en grande partie
démenties par des écrivains plus dignes de foi. Hœser,

*Recherches historico-pathologiques sur les maladies épidé-
miques*, a rassemblé un grand nombre de textes qui témoi-
gnent de l'insalubrité de l'Egypte dans l'antiquité.

« La peste la plus fameuse dont il soit fait mention
dans l'histoire ancienne, celle sur laquelle nous avons les
renseignements les plus précis, les plus étendus, et
aussi les plus exacts, est assurément celle dont Thucydide a tracé le tableau avec de si vives et de si ef-
frayantes couleurs. Cette maladie a donné lieu à de nombreuses et savantes dissertations. Chaque épidémiographe
a voulu y retrouver la maladie particulière dont il s'occupait. Il en est ainsi de presque toutes les grandes maladies décrites par les médecins anciens : comme leur
diagnostic est loin d'être posé avec la rigueur de la mé-
thode nosographique moderne, il en résulte une sorte de
vague qui permet de rapprocher ces maladies d'un certain
nombre d'affections bien connues actuellement. D'ailleurs,
semblables à ces gens qui tiennent à honneur de se rat-
tacher à certains événements, à certains personnages, les
médecins historiens cherchent à faire rentrer dans le sujet
qu'ils étudient les faits les plus importants que nous a
légués l'antiquité. Cette petite vanité serait bien pardon-
nable, si elle ne nuisait gravement à l'exactitude et à la
simplicité de la science.

« Pour en revenir à la peste d'Athènes, Malfatti y a vu
la scarlatine ou la rougeole ; Webster et Smith, la fièvre
jaune ; Wawruch et Ochs, un typhus pétéchial ; Krause
la petite vérole ; Schoenke et Osann la peste orientale,
Hœser, une peste qui n'est pas encore arrivée à son
entier développement, idée qui est liée à un système sur
l'évolution successive et graduelle des maladies, système
que l'auteur a abandonné plus tard ; enfin Hecker, ne

trouvant dans cette peste aucun caractère qui se rapporte exclusivement à une maladie actuellement connue, en fait une maladie particulière et qui a cessé d'exister ; Brandeis partage à peu près la même manière de voir.

« Les deux premières opinions sont insoutenables ; le plus superficiel examen de la description de Thucydide suffit pour s'en convaincre. celle de Hœser ne me semble point avoir de fondement scientifique ; d'ailleurs, une peste qui n'est pas arrivée à son entier développement, en régnant sur une grande échelle, n'est pas une peste.

« L'opinion de Hecker est une de ces opinions éclectiques qu'il est presque aussi difficile de combattre que de soutenir avec des arguments péremptoires. Du reste, elle est dangereuse si on la considère au point de vue de la philosophie générale de l'histoire de la médecine, et elle ne tient pas assez compte des différences qui séparent l'antiquité de l'âge moderne. D'un côté, les anciens n'observaient et ne décrivaient pas les maladies comme nous ; d'un autre, les maladies identiques au fond ont pu, par suite de certaines circonstances et de complications qu'il est quelquefois possible de déterminer, se manifester dans l'antiquité sous des formes un peu différentes d'elles-mêmes ; il ne faut donc pas se hâter de déclarer qu'une maladie ancienne n'a point d'analogue dans les temps modernes. Ce procédé, plus facile peut-être pour l'esprit, n'est pas rigoureux et rompt d'une manière fâcheuse les traditions du passé avec le présent. Je ne prétends pas pour cela qu'il n'y ait ni maladies éteintes, ni maladies nouvelles ; mais je soutiens qu'il faut apporter une très grande circonspection quand il s'agit de décider une pareille question.

« Shoenke et Osann ne me paraissent pas avoir raison quand ils regardent la peste de Thucydide comme la peste orientale. Il n'y a dans la description de l'historien aucun des caractères essentiels de cette maladie. D'abord il n'est pas fait mention de bubon, et en second lieu, les petites plaies et les phlyctènes dont il est parlé ne peuvent être pris pour les charbons, et pour les phlyctènes qui en précèdent souvent l'apparition, car ces pustules et ces phlyctènes sont présentés comme un exanthème général. Il y a bien des symptômes qui appartiennent à la peste, mais ils lui appartiennent, non comme peste, mais comme maladie fébrile grave. On pourra objecter que ce fléau fut importé par le Pirée, qu'il avait déjà ravagé plusieurs contrées, et qu'on le croyait venu d'Egypte ; mais Thucydide n'affirme pas cette dernière circonstance, *ut fertur*, avance-t-il seulement. D'ailleurs cette importation d'Egypte fût-elle avérée on ne pourrait pas en conclure, à mon avis, qu'il s'agit de la peste, puisque les caractères pathognomoniques manquent absolument. Nous ne saurions admettre non plus qu'il s'agisse d'un simple typhus ; il est vrai, que l'entassement des habitants dans l'enceinte d'Athènes, lors de l'invasion du fléau, pourrait y faire croire. Mais d'abord je ne sache pas qu'on ait observé dans le typhus une éruption de pustules ulcérées semblables à celle dont parle Thucydide : plusieurs circonstances caractéristiques viennent encore déposer contre cette interprétation : 1° avant d'envahir l'Attique, le fléau avait déjà ravagé Lemnos et d'autres pays, en particulier les Etats du roi de Perse ; 2° il s'introduisit par le Pirée, c'est-à-dire par une sorte d'importation ; 3° la maladie ne se déclara pas au foyer même de l'encombrement, mais bien au Pirée, où l'accumulation des individus était moindre que dans la ville même , et où, par conséquent la quantité des miasmes étaient moins considérable. On pourra objecter qu'au rapport même de Thucydide, la maladie fut plus considérable dans l'Acropole que partout ailleurs : or, c'était sur ce point que les habitants de la campagne s'étaient particulièrement rassemblés dans des huttes malsaines et étouffées. Mais Thucydide lui-même remarque que cette circonstance favorisa l'extension, mais non le développement spontané de la maladie ; en un mot, qu'elle fut un auxiliaire terrible au fléau , mais non une cause primordiale. L'auteur ajoute que le mal n'étendit presque pas ses ravages dans le Péloponèse , et qu'il ne sortit guère d'Athènes que pour se porter vers quelques localités peuplées. On pourrait encore voir là une particularité favorable à l'opinion de Wawruch et de Hochs ; mais ici le renseignement de Thucydide est trop vague pour qu'il puisse infirmer les raisons qui viennent d'être alléguées. Il faudrait savoir positivement si la maladie s'est développée spontanément dans ces localités par suite de l'encombrement, ou si elle a été importée ; et il paraît que cette dernière conjecture, d'après le texte même de l'historien, est la plus probable.

« D'ailleurs , en admettant l'opinion de Krause comme la plus vraisemblable , on sait que la petite vérole, quand elle règne épidémiquement, sévit principalement dans les endroits populeux ; et puis, pour revenir à notre point de départ, la description de Thucydide ne permet pas d'admettre qu'il s'agisse d'un typhus pur et simple. Quant à nous, nous croyons, jusqu'à preuve du contraire, que la peste d'Athènes est une petite vérole compliquée du typhus le plus grave, c'est-à-dire avec gangrène des extrémités et des parties génitales. Il serait trop long et peut-être hors de propos ici d'énumérer en détail les symptômes qui nous paraissent militer en faveur de notre opinion, qui est celle de Krause, modifiée et complétée. Pour le but que nous nous proposons, il suffit que l'on sache que la peste de Thucydide n'est pas une véritable peste à bubon.

« Nous arrivons maintenant au fameux texte de Rufus, relatif à la peste à bubon. Ce texte ne laisse aucun doute, aucune ambiguïté ; il est même rare de trouver une description aussi positive, aussi complète parmi celles que les anciens nous ont laissées des diverses maladies soumises à leur observation. Après avoir parlé du bubon en lui-même et considéré comme une maladie spéciale, Rufus ajoute : « Les bubons appelés pestilentiels sont tous mortels, et ont une marche très aiguë, surtout ceux qu'on observe en Lybie, en Egypte et en Syrie ; Denys le Tortu en fait mention, Dioscoride et Pasidonius en ont parlé longuement dans leur traité sur la peste qui a régné de leur temps en Lybie. » Ainsi l'auteur parle du bubon ou plutôt de la peste à bubon comme d'une maladie connue et commune en Lybie, en Egypte et en Syrie, c'est-à-dire dans les localités où on la voit encore le plus fréquemment. Il cite des auteurs qui en ont observé des épidémies, qui en ont traité avec étendue et il ne dit pas que ces auteurs en parlent pour la première fois ; seulement la perte de ces sources originales est très à regretter, puisque nous aurions pu remonter beaucoup plus loin dans les antiquités de la peste. Avec ces seules données, nous pouvons la regarder comme existant en Egypte bien avant l'ère chrétienne, puisque Denys, le plus ancien des auteurs dont il est question ici, vivait probablement au commencement du IIIe siècle avant J.-C. Du reste, ce qui confirme encore notre opinion, ce sont les témoignages de Cicéron, de Strabon, d'Athénée, de Pline, qui s'accordent à regarder l'Egypte comme un pays fertile en peste, et qui tous en accusent la nature même du climat et la constitution du pays.

« Rufus continue : « Ces auteurs (Dioscoride et Pasidonius) racontent que cette épidémie fut caractérisée par les symptômes suivants : fièvre violente, douleurs, perturbation de tout le corps, délire vertigineux, éruption de bubons larges, durs, n'arrivant pas à suppuration, et se développant non seulement dans les lieux accoutumés, mais aux jambes et aux bras, bien qu'on n'observe pas ordinairement dans ces endroits de semblables phlegmons (ou tumeurs inflammatoires). » — « Ces bubons, poursuit Rufus, se développent quelquefois sur les régions génitales, de même que les charbons pestilentiels ; alors la fièvre appelée pestilentielle survient. Mais cette affection est le plus souvent épidémique ; commune à toutes les constitutions, à tous les âges, elle sévit particulièrement dans certains temps de l'année. Il importe de savoir cela ; car si on peut traiter légèrement les bubons ordinaires comme ne présentant aucun danger, on doit soigner avec la plus grande attention les bubons pestilentiels. » — Ainsi dans le premier chapitre de Rufus, nous trouvons tout ensemble le bubon simple, constituant à lui seul la maladie ; le bubon épidémique ou la peste à bubon, connue de Denys, décrite par Pasidonius et Dioscoride ; enfin le bubon sporadique : c'est celui que décrit Rufus quand il parle de lui-même, car il ne paraît pas avoir vu la peste ; et d'ailleurs, on le sait, la sporadicité est fille ou mère de l'épidémicité.

« Etienne et Théophile complètent le texte de Rufus, en nous apprenant que les individus attaqués de bubons mouraient le deuxième ou le troisième jour. Le passage de Théophile paraît avoir subi quelque altération, mais celui d'Etienne est très correct.

« On s'étonnera, peut-être, de ne trouver les charbons mentionnés ici pour ainsi dire qu'en passant ; ce symptôme est cependant pathognomonique de la peste. Il faut remarquer que Rufus ne traitait pas précisément de la peste, mais bien des bubons ; du reste, il en dit un mot un peu plus bas, comme nous le verrons tout à l'heure, et de plus le cardinal Angelo Mai a également retrouvé un autre passage de Rufus extrait d'un livre incertain d'Oribase. « On appelle charbon pestilentiel, celui qui est accompagné d'une grande phlegmasie, de douleur aiguë et de délire ; chez un certain nombre de ceux qui en sont affectés, il survient aussi des bubons durs et douloureux, et les malades meurent bientôt de ces charbons : cela arrive surtout chez ceux qui habitent près des marais. » Cette dernière circonstance est encore bien digne de remarque.

Peut-être, continue Rufus, la maladie à bubon d'Hippocrate est la même maladie que celle dont il vient d'être question. « On peut supposer que le médecin d'Ephèse fait ici allusion à la constitution dite pestilentielle décrite dans le 3ᵉ livre des Epidémies, où il est parlé dans deux endroits de tumeurs aux parties génitales avec des charbons ; mais trop de symptômes disparates sont accumulés dans le premier passage pour qu'on y voie une véritable peste ; et dans le second il me semble trouver une mention très nette d'accidents dus à une affection vénérienne, sinon à la syphilis. Il me paraît plus rationnel d'admettre que Rufus fait allusion à l'aphorisme 55 de la 4ᵉ section, où Hippocrate dit : « Les fièvres qui viennent à la suite des bubons sont les plus mauvaises, excepté les fièvres éphémères. » Cette proposition se retrouve avec quelques additions dans le IIᵉ livre des *Epidédémies* : « Les fièvres qui viennent à la suite de bubons sont mauvaises ; les bubons qui surviennent dans les fièvres sont plus mauvais s'ils s'affaissent dès le commencement dans les fièvres aiguës. » On peut voir aussi au livre IV *des Epi-*

démies que les tumeurs aux aines sont signalées comme dangereuses. Nous sommes loin de prétendre qu'on doit retrouver là une mention bien précise d'une épidémie de peste à bubon : cependant on ne peut se refuser de croire que les auteurs de la collection hippocratique ont eu une idée de cette maladie, soit pour en avoir observé des cas sporadiques, soit pour avoir entendu parler de quelque épidémie. Du reste, Rufus, médecin habile, critique éclairé, très versé dans la connaissance des écrits d'Hippocrate, séparé de lui par peu de siècles, connaissant bien la valeur de ses doctrines et de ses expressions, ne nous autorise-t-il pas à admettre cette opinion ? Ajoutons que Galien, dans son commentaire sur le 35ᵉ aphor. de la 4ᵉ section, et sur le passage du IIᵉ livre *des Epidémies* cité plus haut, parle des fièvres épidémiques avec bubons comme d'une maladie connue et ancienne. « Les bubons qui surviennent dans les fièvres, dit-il, sont plus mauvais que ceux à la suite desquels la fièvre se manifeste, car ils annoncent une phlegmasie interne des viscères et une corruption profonde des humeurs. C'est ainsi que dans les constitutions pestilentielles, on voit les bubons apparaître au milieu des fièvres de mauvais caractère. » Ainsi les bubons pestilentiels étaient considérés par Galien, et en général par les anciens, plutôt comme une complication d'une fièvre de mauvaise nature que comme le caractère essentiellement pathognomonique de cette maladie ; ceci tient à leur système de nosographie générale.

« On trouve encore dans Aretée ce passage très remarquable, qui continue et justifie la tradition sur l'antiquité de la peste : « les bubons pestilentiels, dit cet auteur, viennent du foie et non d'ailleurs, et sont de très mauvaise nature. »

« On le voit, il n'y a plus d'objections possibles : si les traces de sa première origine, de sa première apparition,

sont perdues, la peste n'en est pas moins une maladie anciennement et très anciennement connue. Son développement en
Egypte ne saurait donc tenir à des circonstances toutes modernes, comme l'a si éloquemment, si ingénieusement sou-
tenu l'un des plus élégants orateurs de notre époque, qui sait
revêtir tous les sujets qu'il traite, des couleurs les plus bril-
lantes, et faire passer à la postérité, par le charme de son style,
des faits et des noms qui, sans lui, auraient à peine compté
quelques jours d'existence. D'ailleurs le passage décisif de
Rufus n'était pas encore connu à l'époque où fut lu le fameux
Mémoire sur les causes de la peste ; il est vrai que Théophile
et Etienne, qui vivaient dans les premiers temps du Bas-Em-
pire, font allusion à ce passage, en commentant le 55e aphorisme du 4e livre ; mais le texte grec de ces commentaires n'a
été publiée par Dietz qu'en 1835, et la traduction latine était
très peu répandue. Osann est, je crois, le premier qui ait
appelé en 1833, dans un programme académique, l'attention du monde savant sur le passage de Rufus : or, on sait
que ce fut en 1831 que M. Pariset lut en séance publique à
l'Académie son mémoire sur la peste, travail qui, à si juste
titre, eut un retentissement immense, et qui fut le point de
départ de presque toutes les recherches faites depuis à ce
sujet.

« On conçoit toute l'importance pratique que la question
de l'antiquité et de l'endémicité de la peste en Egypte doit
avoir sur les quarantaines et sur les moyens à prendre pour
amoindrir les ravages de ce fléau, ou pour éloigner les époques de son apparition ; car il est peu probable qu'on par-
vienne jamais à l'extirper absolument. S'il est vrai que
l'Egypte soit le foyer unique et constant de la peste, c'est
contre elle que doivent se concentrer toutes les précautions ;
c'est dans ce pays que doivent se réunir toutes les mesures

hygiéniques. Si d'un autre côté, ce n'est pas seulement à la négligence des embaumements et de certaines règles de l'hygiène qu'est dû le développement de la peste en Egypte, puisqu'elle y a régné au temps de la florissante civilisation, il faut bien admettre quelque chose de l'inconnu tenant à la constitution même du pays, un *quid divinum*, si bien imaginé comme les colonnes d'Hercule du raisonnement et de l'observation. Sans doute le mauvais état de l'Egypte actuelle peut grandement contribuer à la génération et à la propagation de la peste ! aussi doit-on par tous les moyens possibles chercher à rendre à cette malheureuse contrée son ancienne splendeur, et la ramener aux conditions hygiéniques qu'elle présentait autrefois, et qui y rendaient la peste moins fréquente et peut-être moins meurtrière qu'aujourd'hui. »

MARSEILLE. — IMPRIMERIE ARNAUD, CAYER ET C*, RUE SAINT-FERRÉOL, 57

[illegible]

[illegible]
[illegible]
[illegible]
[illegible]
[illegible]
[illegible]
[illegible]
[illegible]
[illegible]
[illegible]
[illegible]
[illegible]
[illegible]

LETTRE SUR LA PESTE

ÉCRITE A M. MIMAUT.

CONSUL GÉNÉRAL

ET RÉPONSE DE M. MIMAUT

LETTRE SUR LA PESTE

ÉCRITE A M. MIMAUT

CONSUL GÉNÉRAL

ET RÉPONSE DE M. MIMAUT

Dès le début de la maladie, la plupart des consuls de tou-
tesles nations et tous les ministres avaient quitté Alexandrie
et le Caire. M. de Lesseps fut un de ceux qui montrèrent un
grand courage en n'abandonnant pas son poste.

L'honorable M. Mimaut, consul général de France, qui
s'était retiré dans la Haute-Egypte, correspondait avec tous
les médecins du Caire et d-Alexandrie pour avoir tous les
renseignements sur la maladie. Je reçus particulièrement
plusieurs lettres et je lui adressai celle qui suit :

A M. Mimaut dans la Haute-Egypte.

20 Mars 1835.

« Vous ne devez attribuer le retard que j'ai mis à vous
écrire qu'à mes nombreuses occupations qui se multiplient
tous les jours, surtout depuis que la maladie paraît acquérir
de l'intensité.

« Dans l'intérêt de l'humanité, dans celui de la science et
par devoir comme médecin, je m'applique à recueillir des
faits et des observations qui puissent jeter quelque lumière

dans cette grave et épineuse question de la peste. Les docteurs Gaëtani, Lachèze et moi, nous sommes concertés pour obtenir le plus d'avantages possibles de nos recherches. A cet effet, nous avons décidé que le service des pestiférés serait fait par nous, en commun. Déjà nous en avons vu un assez bon nombre et divers modes de traitement ont été employés ; nous faisons l'autopsie de tous ceux qui meurent, et nous avons inoculé la maladie à des chevaux, à des chiens et à d'autres animaux. Bien loin d'imiter les médecins d'Alexandrie qui se couvrent, eux et leurs montures, de toile cirée, nous examinons la peste au lit des malades et à l'amphithéâtre, avec le même soin et la même tranquillité d'esprit que si c'était la maladie la plus simple. Nous ne nous abusons cependant pas sur notre position ; mais enfin, nous sommes quatre, et nous espérons que quelqu'un de nous restera au moins pour transmettre les observations qui auront été faites.

« Les braves docteurs Rigaud et Aubert sont les seuls à Alexandrie, qui approchent les pestiférés et fassent des autopsies ; ils nous font part de leurs découvertes et nous leur communiquons les nôtres.

« La ridicule commission sanitaire vient d'ajouter à toutes ses bévues, celle de soumettre à la quarantaine les navires qui arrivent de Marseille. Ce qui a motivé cette mesure, c'est dit-on, la crainte du choléra-morbus dont personne aujourd'hui n'admet plus le caractère contagieux. Tous les bâtiments provenant de Smyrne ou d'autres points de la Turquie, où, cependant la maladie ne règne point, sont également condamnés à 21 jours de quarantaine. Il faut l'avouer, les Turcs eux-mêmes n'auraient jamais été capables de pareilles absurdités.

« Vous aurez déjà su la mort de M. Tourneau et celle de M. Rubio ; c'étaient, sans contredit, les deux plus forts con-

tagionnistes d'Alexandrie, par conséquent ceux qui observaient le mieux la quarantaine, ces deux faits parlent fortement contre la contagion et en faveur de l'épidémie ; mais les
contagionnistes savent tout expliquer.

« Tous les Francs sont en quarantaine et beaucoup ont
abandonné la ville pour monter dans la Haute-Egypte. La
mortalité générale au Caire, était, le 15 mai, de 91 personnes; le 16, de 78 ; le 17, de 96 ; le 18, de 79 ; et le 19 de
128. Le bulletin ne cite que peu d'accidents de peste, mais
tout porte à croire qu'on fait mourir d'autres maladies beaucoup de personnes qui, de fait, sont victimes du fléau. Il y a
cinq accidents à Cars-et-Ayn, un à Ghisé, et dix militaires
attaqués à l'Esbékié.

« Veuillez agréer, etc. »

M. Mimaut me fit parvenir la lettre suivante :

« Luxor, 31 Mai 1835.

« Mon cher Bey,

« Je n'ai eu de vous que des nouvelles indirectes, depuis
cette lettre qui vous honore tant Je sais qu'au milieu des
horreurs dont la malheureuse ville offre l'affreux spectacle,
vous donnez l'exemple du plus noble courage et d'un zèle à
toute épreuve. Recevez de ma part les compliments que je
vous fais comme particulier, en attendant que je vous les
fasse peut-être au nom du Gouvernement, sur une conduite
si propre à honorer le nom français, si analogue à ce que
vous avez déjà fait dans une autre circonstance, en un mot,
si digne de vous....

« On voudrait écrire en marge de ces magnifiques rapports ce que Voltaire dit qu'il fallait écrire, sans y rien ajouter, au bas de chaque page de Racine : *beau, admirable, inimitable.*

« Il y a dans votre lettre du 20 mars une phrase qui est « sublime dans toute la force du terme ; c'est cette phrase : « Nous ne nous abusons pas sur notre position ; mais enfin « nous sommes quatre, et nous espérons que quelqu'un de « nous restera pour transmettre les observations qui auront « été faites. »

« J'ai déjà fait connaître au Gouvernement cette belle parole, et votre plus belle conduite. Je le tiendrai au courant de tout. C'est à lui et au public de l'Europe qu'il appartiendra d'apprécier ce que de pareils faits ont d'héroïque (1). »

(1) M. Mimaut ne manqua pas à sa parole. Dès qu'il fut de retour du Caire, il envoya au gouvernement français un rapport des plus élogieux sur mon compte. Mais avant même qu'il fût de retour au Caire, ma conduite m'avait déjà valu la plus honorable récompense de la part du Gouvernement Egyptien. En effet, dès que le vice-roi se débarrassa des entraves de la quarantaine, je me rendis à son palais de Choubra avec tous les autres employés pour lui présenter mes hommages. Méhémet-Ali, en présence de toute sa cour, récompensa ma conduite par le grade de génëral, et en me remettant le firman de ma nouvelle dignité, il prononça ces paroles : « Clot-Bey, tu t'es couvert de gloire dans une bataille qui a duré six mois ; je te fais général ! »

Quelque temps après, sur le rapport du consul général, je fus élevé par la France au grade d'officier de la Légion-d'honneur. J'avais été fait chevalier à la suite de l'épidémie de choléra de 1832, et à cette même époque le gouvernement m'avait fait Bey, grade qui équivaut à celui de colonel.

MARSEILLE. — IMPRIMERIE ARNAUD, CAYER ET Cᵒ, RUE SAINT-FERRÉOL, 57

RÉSUMÉ

CONTAGION DE LA PESTE.

RÉSUMÉ

LA CONTAGION DE LA PESTE.

Lorsque je partis pour l'Égypte, en 1825, je n'avais sur la peste que les idées puisées dans les auteurs : comme eux, j'étais contagionniste ; et la lecture des ouvrages des médecins qui firent partie de l'expédition d'Égypte me confirma dans cette opinion. En partant donc pour ce pays, je croyais tellement dans la contagion que je me prémunis d'un long stéthoscope qui devait me servir pour apprécier l'état du pouls des pestiférés. Comme vous voyez, j'étais loin d'être imbu d'idées analogues à celles que je professe aujourd'hui à l'égard de la maladie qui nous occupe, et je ne saurais encourir le reproche d'avoir apporté des préventions dans l'opinion que j'ai émise plus tard, relativement à la contagion de la peste.

Le lendemain de mon arrivée, qui était le 11 février, je trouvai chez le consul général de France un capitaine de navire qui m'invita à visiter à bord un malade qui, disait-il, était atteint de fièvre maligne. Je fis transférer le malade sur le pont ; il avait les yeux injectés, la face vultueuse, la démarche vacillante, comme s'il eût été ivre ; il accusa une douleur à l'épaule, où je constatai l'existence d'un énorme charbon, et quelque chose aussi à l'aisselle, qui n'était qu'un engorgement ganglionnaire. Je fus frappé de l'analogie de ce symptôme avec ceux de la peste que, jusqu'alors, je ne connaissais que par tradition ; j'avertis, en particulier, le capitaine de mes soupçons et je fis mon rapport au consul. Le bâtiment venait de Chypre, où la peste ne régnait pas; c'était donc un cas extraordinaire, unique. Le consul général de France ne fit que rire de ma communication et révoqua en doute mon jugement. Plusieurs médecins du pays furent convoqués; le malade fut de nouveau examiné, et l'on reconnut qu'il était atteint de la peste.

J'étais donc compromis, à mon avis, puisque j'avais touché un pestiféré, et toute la ville aussi, puisque moi, aussi bien que le capitaine et plusieurs autres personnes de l'équipage, avions jusqu'alors librement communiqué avec les habitants. Le navire fut séquestré ; le malade transféré à l'hôpital et sévèrement surveillé.

Ce premier fait me frappa vivement ; car si, d'une part, le malade mourut, de l'autre part, tous ceux qui l'avaient touché et approché ne furent point atteints de la peste.

Je partis bientôt après pour le Caire, et vis dans le courant de l'année deux autres cas de peste. Je ne laissai pas échapper cette nouvelle occasion ; j'observai, je pris des informations, les renseignements ne firent pas défaut, et je n'appris rien qui fût capable de me confirmer dans mes idées à l'égard de la contagion. Je trouvais seulement dans la peste beaucoup d'analogie avec le typhus de 1812 et 1813, que j'avais été à même d'observer.

De décembre à juin, je rencontrai encore quelques cas de peste sporadique ou bénigne, quoiqu'elle ne soit pas toujours telle, puisque quelquefois les malades en meurent.

De retour en France en 1832, ayant été interrogé par Dupuytren sur ce qui concerne la contagion ou la non-contagion de la peste égyptienne, je ne pus lui faire qu'une réponse à cet égard ; savoir, que n'ayant observé jusque-là qu'un très petit nombre de faits, mon opinion n'était pas bien arrêtée.

Messieurs, ce préambule était indispensable pour vous faire connaître dans quelles dispositions d'esprit j'étais, touchant la question, lorsque je partis pour l'Egypte. Vous voyez, je le répète, que mon opinion n'était pas bien fixée, lorsqu'arriva la terrible épidémie de 1835. Alors, non seulement mes devoirs de médecin me dictaient de rester à mon poste, mais en ma qualité de chef de service de santé, je crus devoir faire dicter par le gouvernement des ordres pour que le service médical fût exécuté dans toute sa rigueur pendant la durée de l'épidémie, qui fut de cinq mois.

Je passe actuellement à l'examen de quelques points touchant l'histoire de la maladie qui nous occupe ; mais je me bornerai plus spécialement à l'étude des points les plus importants, tels que son origine, son étiologie, sa thérapeutique, et la question de la contagion ou de la non-contagion.

Origine de la Peste.

La plupart des auteurs ont prétendu que la peste d'Égypte a existé de tout temps. On a invoqué, à l'appui, des passages de la Bible qui y font allusion ; cependant, tout récemment, cette opinion a rencontré des contradicteurs, parmi lesquels un bien recommandable, M. Pariset. Une commission, composée de médecins français, fut envoyée en Égypte pour décider si la peste était une maladie moderne, ou si, au contraire, conformément à l'opinion émise il n'y a qu'un instant, elle avait toujours existé ; cette commission se prononça

affirmativement. Je ne vois pas, toutefois, sur quelles raisons
elle a pu baser son jugement ; car les épidémies anciennes
me paraissent présenter les caractères de la peste. Assurément, nous ne trouvons pas toujours dans les descriptions
qui en ont été données un tableau aussi parfait que pourraient le tracer les pathologistes de notre époque ; mais il
faut tenir compte de ce que ceux qui nous ont transmis
l'histoire de ces épidémies n'étaient pas toujours des médecins, et que ceux même, parmi ces derniers, qui ont entrepris
de remplir cette tâche, n'étaient pas aussi éclairés à l'époque
que nous le sommes aujourd'hui de ce défaut de renseignements exacts ; il en est résulté que l'on s'est refusé à reconnaître la peste dans les épidémies d'autrefois, d'autant plus
qu'on ne les a pas toujours décrites sous la dénomination de
peste.

Cependant, est-il bien vrai que la peste égyptienne soit
une maladie nouvelle ? Disons mieux : y a-t-il réellement
des épidémies nouvelles ? Je ne le crois pas. Le choléra a
toujours existé dans l'Inde, et la rougeole ainsi que la variole
et la scarlatine ne sont assurément pas des maladies nouvelles.
Du reste, pourquoi les épidémies d'autrefois auraient-elles
été d'autres affections que la peste ? Le climat est-il changé ?
les changements survenus dans le sol seraient-ils capables
d'exprimer pourquoi à ces épidémies aurait succédé la peste ?
L'étude des historiens anciens ne tend-elle pas à démontrer
que ces prétendues épidémies n'étaient autre chose que la
peste ? Hérodote, Strabon et Diodore de Sicile parlent d'une
manière très explicite de lois d'hygiène publique qui témoi-
gnent de la nécessité d'une propreté très grande ; et quel
but ces précautions hygiéniques pouvaient-elles avoir si ce
n'était de préserver les populations d'un fléau apparaissant
de loin en loin.

Les contagionnistes, pour donner de la valeur à leur manière de voir, ont invoqué l'embaumement comme capable de démontrer que de tout temps les Egyptiens ont craint la contagion miasmatique comme pouvant engendrer la peste. S'il en était réellement ainsi, et si dans l'embaumement, qui était très dispendieux, on n'avait vu qu'un but hygiénique, pourquoi aurait-on négligé celui des esclaves? Cette vénération, ce culte même que l'on y vouait, ne prouvaient-ils pas qu'on y attachait un respect religieux? Si l'embaumement n'avait été qu'une loi hygiénique publique et n'avait eu que le but d'éviter la contagion, pourquoi les Egyptiens se seraient-ils adonnés à la recherche des oiseaux qui vont mourir dans des repaires très cachés, de poissons qui meurent dans les profondeurs de la mer ou du Nil, de serpents même qu'ils ne pouvaient se procurer que difficilement, et cela dans le but de les embaumer et de les entourer de tout cet appareil religieux et solennel qui accompagnait l'embaumement? Qu'avait-on à craindre de la décomposition de leurs cadavres, laquelle s'effectuait si loin de la demeure des hommes? Pourquoi encore affectaient-ils de déposer dans un même lieu les animaux qu'ils avaient embaumés, tels que les chats, les ibis, les reptiles? N'est-il pas naturel de reconnaître là des règles religieuses au lieu de lois hygiéniques capables de prévenir l'infection et la contagion? D'ailleurs, si l'on avait employé l'embaumement à l'égard de tous les cadavres, il n'eût fallut que cent à cent cinquante ans pour recouvrir de momies toute l'Egypte. Que si la crainte de la contagion eût été la seule cause de l'embaumement, n'eût-il pas été plus facile de prévenir la contagion, et surtout plus économique de traîner les cadavres dans le désert et de les enterrer à une grande profondeur.

Je me résume en deux mots, et je conclus que la peste a de tout temps existé.

Étiologie de la Peste.

Elle nous est inconnue, aussi inconnue que celle du choléra, de la fièvre jaune, de la scarlatine, de la grippe, des ophthalmies, etc. ; nous ne connaissons que les constitutions médicales. Cependant, on a voulu donner à la peste des causes particulières ; ainsi on l'a voulu attribuer à l'infection du limon du Nil. Mais à coup sûr c'était ne pas en connaître la nature, puisque ce limon n'est autre chose que de la terre pure, sans mélange de cadavres, soit de végétaux, soit d'animaux ; bien plus, après le retrait des eaux du Nil, le sol n'en reste couvert que d'une couche aussi mince qu'une feuille de papier, et vous voyez qu'il y a loin de là aux effets qui résultent de nos inondations, d'après lesquels on paraît avoir basé les raisonnements que l'on a établis à l'égard du limon du Nil.

Je le répète, le limon du Nil recouvre en si petite quantité le sol après le retrait des eaux, qu'il est plus que douteux pour moi qu'il serve favorablement à la végétation. Ce qui semble confirmer cette manière de voir, c'est que, lorsque les eaux rentrent dans le lit du fleuve, entraînant nécessairement avec elles la plus grande partie du limon, il en résulte que celui-ci s'arrête en plus grande quantité sur les rives, qui cependant ne sont pas plus fertiles que l'intérieur des terres.

L'évaporation des eaux du Nil a été invoquée à son tour comme cause de la peste. On a dit : ces eaux traversent des marais et entraînent, par conséquent, des cadavres, des végétaux qui les rendent infectes ; mais ces marais n'existent pas ; que s'ils existaient, ce sont eux qui devraient être le foyer de la peste. Leur situation devrait être dans la Haute-Egypte, d'où les principes contagieux seraient consécutivement entraînés dans la Nubie et dans la Basse-Egypte. Or, ni dans la Haute Egypte, ni dans la Nubie, la peste n'exerce ses ravages.

Je dois vous dire ici, Messieurs, que l'on se fait une fausse idée des inondations du Nil, et que l'on a eu tort, je le répète, d'attribuer à la mare des eaux des propriétés pernicieuses. Le Nil n'inonde le sol de l'Egypte que lorsqu'on le veut, et cette inondation, on l'effectue en ouvrant des digues : la Haute-Egypte est inondée d'abord, puis la Nubie et la Basse-Egypte. On dirige l'inondation comme on l'entend, et cela au moyen d'autres digues qui la limitent sucessivement dans les provinces. Ce n'est qu'accidentellement, des digues étant rompues, que les grandes inondations, les inondations désastreuses arrivent ; et encore on n'a pas remarqué que dans ces circonstances la peste fût plus fréquente, tandis qu'on a eu occasion d'en subir les ravages pendant les petites inondations et les moyennes, le fléau n'exerçant nullement ses ravages pendant les fortes. Disons, enfin, que bien d'autres pays sont sujets aux inondations qui, néanmoins, ne sont pas exposés aux dévastations de la peste.

On a invoqué bien d'autres causes qui, il faut bien le dire, ne sont pas plus probantes : ainsi la malpropreté, l'indigence ; mais ces causes existent surtout dans la Haute-Egypte, et pourtant là il n'y a pas de peste. Que si ces causes avaient une influence réelle sur la production de la peste, ainsi que les inondations, certains vents, la sécheresse et l'humidité, ainsi que l'évaporation occasionnée par les inondations, n'est-il pas évident que la peste devrait régner plus fréquemment ? Ces conditions locales peuvent assurément favoriser le développement de la maladie, l'aggraver même, mais elles ne l'enfantent pas, pas plus que ces mêmes causes locales ne sont capables d'enfanter le choléra, la petite-vérole, la scarlatine, etc, Il y a une cause à part, quelque chose qui donne la maladie et qu'il faut bien distinguer de toutes les influences locales que je viens de passer en revue.

Je me résumerai donc en disant que les causes locales ne sont pour rien dans la production de la peste.

Symptomatologie.

Le temps ne me permet pas, Messieurs, de m'arrêter sur ce point, Je passerai donc sur la symptomatologie, que vous trouverez d'ailleurs religieusement exposée dans les livres sur la matière : car, de tout temps, on a bien observé les caractères extérieurs de la peste, et mes faits ne feraient que confirmer ce que les auteurs ont écrit à cet égard.

Thérapeutique de la Peste.

On en est réduit aux mêmes conditions que pour le choléra ; toute la pharmacologie a été employée, et, comme vous le pensez bien, les médecins n'ont pas manqué d'attribuer des succès aux moyens qu'ils ont mis en usage. Je dis à cet égard, que quand une cause frappe assez violemment pour apporter presque instantanément un trouble profond dans l'exercice de l'innervation et que la mort ou les altérations organiques les plus graves en sont la suite, je dis qu'alors il n'y a guère de thérapeutique possible : le choléra ne vous a que trop démontré a Paris qu'il en est malheureusement ainsi. Aussi concevrez-vous que quand une cause spécifique est capable,

en trois jours de temps, de quadrupler le volume de la rate,
de donner aux ganglions mésentériques le volume d'une
orange et la consistance de la bouillie, de déterminer la rup-
ture des vaisseaux, l'extravasation du sang, la formation de
vastes ecchymoses, etc., vous concevrez, dis-je, qu'alors
établir une thérapeutique applicable à de tels désordres
devient une entreprise excessivement ardue.

Anatomie pathologique de la Peste.

Je voudrais aussi m'arrêter sur cette partie de l'histoire de
la peste, qui est toute nouvelle ; mais je vois que le temps ne
me permet pas non plus de le faire. Je me bornerai à vous
dire que les médecins qui accompagnèrent la mémorable
expédition française en Egypte se livrèrent à l'ouverture de
quelques pestiférés ; mais faisant les autopsies suivant la
coutume de l'époque, ils se bornaient à inspecter superfi-
ciellement la cavité abdominale ; aussi, l'anatomie pathologique de la peste a-t-elle été imparfaitement connue avant
ces derniers temps. Des controverses même ont existé à
l'égard de certaines altérations, telles que celle du bubon qui,
selon quelques auteurs, n'était pas toujours représentée par
un engorgement ganglionnaire. Je puis vous assurer, Messieurs, que cette assertion manque de fondement, et que le
bubon est toujours constitué par une glande lymphatique
engorgée.

De la Contagion et de la non-Contagion. —
Considérations relatives
aux lazarets et aux quarantaines.

J'avais hâte d'arriver à cette partie de l'histoire de la peste qui intéresse, je pense, plus que toutes les autres. Les anciens n'ont jamais agité cette question ; lorsqu'en Grèce, par exemple, on disait que la peste était venue de l'Egypte, on ne voulait pas dire par là que le virus avait voyagé pas à pas pour passer du premier de ces pays dans le second, et l'on se contentait d'indiquer par là que c'était en Egypte que la peste avait commencé. Du reste, si c'était un virus qui, dans tous les cas, fait naître la peste, on ne conçoit pas comment il n'aurait pas parfois franchi les barrières que ces grandes épidémies paraissent elles-mêmes s'être imposées. Ne voyons-nous pas le choléra rester enfermé dans l'Inde, la fièvre jaune aux Antilles, à moins toutefois de l'intervention insolite de conditions atmosphériques extraordinaires qui leur font faire le tour du monde. Ce n'est que plus tard que l'on a invoqué des principes particuliers, des virus, des venins. On établit que la contagion peut s'effectuer suivant deux modes : 1° par des miasmes ; 2° par inoculation.

De la Contagion par virus.

Dans les épidémies à virus, on remarque constamment la reproduction des mêmes phénomènes, et qu'elles ont pour caractère la création d'un produit qui, étant inoculé, est capable de reproduire la maladie.

Pour ce qui concerne la contagion miasmatique, ceux qui

l'adoptent admettent que les émanations qui s'exhalent des corps malades sont capables de donner lieu à la même maladie.

Voyons actuellement auquel de ces deux modes de contagion peut appartenir celui qui, suivant quelques auteurs, préside à la production de la peste d'Egypte.

Assurément aucun virus n'exerce ici son influence ; car, où sont les caractères extérieurs constants qui sont propres aux contagions par virus ? Sans doute ces caractères ne sont pas représentés par la pustnle, le charbon n'existant pas chez les deux tiers des pestiférés. On dira peut-être : c'est le bubon, puisque l'engorgement des glandes lymphatiques est loin d'être constant ; et d'ailleurs quel serait le caractère constant chez les sujets qui meurent très promptement, sans bubon, sans charbon et sans-pétéchies ? Disons enfin que les inoculations tentées avec le pus des bubons et la sérosité des pustules charbonneuses n'ont pas donné la peste. Nous rejetons donc entièrement la contagion par virus.

De la contagion miasmatique.

Elle a donné naissance à la théorie de l'infection. Les partisans de cette théorie établissent que le premier malade atteint de la peste, n'ayant pu la gagner d'aucun autre malade, l'a nécessairement prise de causes générales. Ces causes se réduisent elles-mêmes à la décomposition des subtances végétales et animales.

Admettons un instant que les choses se passent ainsi ; quel sera le corps qui servira de véhicule aux produits de cette décomposition, si ce n'est l'air atmosphérique ? S'il en est ainsi, les principes miasmatiques peuvent manifestement pénétrer dans l'organisme par trois voies différentes : la respiration, l'absorption cutanée et la déglutition. De ce que l'air sert de véhicule aux principes miasmatiques, il en résulte déjà qu'aucune barrière ne peut mettre à l'abri de la peste, et que les mesures sanitaires que l'on prend généralement sont au moins inutiles.

Mais cet agent pestilentiel, qui a engendré la maladie chez un individu dont il a, par conséquent, modifié profondément l'organisme, comment n'aura-t-il pas lui-même été décomposé une fois introduit dans l'économie et combiné aux différents principes qui là constituent ? Admettons même que les choses se passent selon les théories données par les contagionnistes, et que les émanations des malades soient capables de produire la peste chez les personnes qui les entourent, n'est-il pas encore évident que les émanations sauront franchir les barrières au-delà desquelles les mesures sanitaires s'efforcent de vouloir les contenir ? Les faits ne manquent pas pour témoigner en faveur de cette assertion. La peste se développe au Caire : un de ses faubourgs très populeux échappe à ce fléau sans que les communications ordinaires entre lui et la ville soient le moins du monde interrompues ; la même chose existe en regard du Caire et d'Alexandrie. Voyez ce que deviennent alors ces contagions occasionnées par une plume, un bout de fil, un peu de coton, etc.

Mais il est d'autres objections bien plus sérieuses encore. L'épidémie commence on ne sait comment : c'est ce début surtout que les contagionnistes sont embarrassés d'expliquer ; la peste parcourt toutes les périodes et disparaît enfin. Les dépouilles des pestiférés restent, et un grand nombre d'habillements qui leur ont appartenu sont portés par d'autres individus sans que la peste se déclare chez eux une fois le mois de juin et de juillet arrivés. Lors de la peste, il y a eu à Alexandrie de cinq à six cents maisons fermées par ordre de l'autorité, car elles avaient été le foyer primitif de la peste. On se borna à l'enlèvement des cadavres. Les portes et fenêtres furent condannées ensuite et les clefs déposées entre les mains de l'autorité. Une fois la peste terminée, on rentra dans les maisons sans précaution aucune, et bien certainement si quelque part l'air pouvait être imprégné de principes pestilentiels, c'était assurément là où, après que l'épidémie eut exercé ses ravages, on soumit les localités justement aux mesures qui, s'opposant au renouvellement de l'air, laissaient celui qui y existait déjà altéré par les mêmes principes. Or, aucune des personnes qui y pénétrèrent ne fut atteinte de la peste. Ce n'est pas tout : les effets qui étaient contenus dans ces maisons furent publiquement vendus à l'encan, et personne encore, parmi les acquéreurs comme parmi les individus chargés de la vente, ne fut atteint de la peste.

Ce n'est pas tout encore : dans les hôpitaux, pendant l'épidémie, les mêmes objets ont servi à bien du monde, et après la peste, sans désinfection préalable, faute d'argent et de temps, les mêmes objets ont encore servi pour des malades non pestilentiels, sans qu'il y ait eu contagion ; et sans aucun doute rien ne se prêtait davantage à la production de la peste que ces couvertures imprégnées de pus de bubons, de sérosités charbonneuses et du sang des saignées faites aux pestiférés.

Je me résume, et je dis qu'il y a indubitablement une autre cause que la contagion qui préside au développement de la peste. Je dis que celle-ci est une maladie analogue au choléra, à la fièvre jaune, etc. ; je ne dis pas au typhus qui paraît être contagieux par miasmes. C'est une maladie épidémique qui tient à une cause générale, et les causes ordinaires d'insalubrité peuvent tout au plus favoriser son développement comme elles favorisent toutes les autres épidémies auxquelles je la compare.

D'après ce qui précède, vous devez pressentir que je ne conçois pas que les quarantaines soient capables de préserver de la peste ; bien souvent elles ne réunissent en leur faveur que l'apparence, lorsqu'elles paraissent nous mettre à l'abri de la contagion ; car elles sont violées de toute manière. Or, dites-moi, où en scrions-nous si la contagion était réelle, avec un littoral aussi immense que celui de la Turquie et de l'Autriche, où la police des lazarets ne peut être mieux exécutée ?

Si nous jetons un coup-d'œil sur le passé, nous voyons encore combien les craintes du transport de la peste d'un lieu dans un autre sont éphémères, et partant, les lois sanitaires mal fondées, et les lazarets ainsi que les quarantaines inutiles. Nous voyons que les Croisades, ces grands débordements d'hommes de l'Occident vers l'Orient et de l'Orient vers l'Occident, n'ont jamais servi de moyen de transport à ce funeste fléau. Nous y voyons que les pertes n'étaient pas plus considérables avant la formation des lazarets, et qu'elles étaient même moindres.

Cependant, les prédications des contagionnistes avaient porté tellement loin la manie des quarantaines, que le pacha d'Egypte en avait établi dans une foule d'endroits. Pour témoigner de l'efficacité de l'isolement, quelques contagionnistes ont dit que les Européens ne sont pas atteints de la peste ; je puis vous assurer que cela est faux. Ils le sont moins cependant, et cela se conçoit : car ils sont riches en général et bien nourris ; bien plus, moyennant la quarantaine, ils se croient en toute sécurité. Or, je vous demande un peu, rien ne leur manque dans l'ordre physique, puisqu'ils peuvent s'entourer de tous les bienfaits que l'aisance peut procurer, et que, d'autre part, leur moral se trouve entièrement rassuré par la confiance illimitée que leur donne la quarantaine. Toutefois, ne croyez pas que l'isolement auquel ils se condamnent mette entièrement leurs maisons à l'abri de la peste ; il est vrai de dire, néanmoins, que lorsqu'elle y pénètre, elle sévit de préférence sur les nègres, c'est-à-dire sur les domestiques, et cela se conçoit très bien, puisque ces derniers ne réunissent pas des conditions matérielles et intellectuelles aussi favorables que leurs maîtres pour éviter les influences de l'épidémie.

Voici à cet égard, le fait le plus frappant, et c'est par là que je termine. Dès l'apparition de l'épidémie, le pacha se retira dans un jardin qu'il possède à quelque distance d'Alexandrie, situé dans un des endroits les plus sains du pays. Le lieu qu'il occupait avec les trois cents personnes de sa suite fut entouré d'une palissade en bois, et en dehors de celle-ci on établit un cordon militaire pour empêcher toute sorte de communication avec l'extérieur. Les sentinelles étaient placées à quarante ou cinquante pas d'intervalle. Tout à coup la peste se déclara au lieu même de la demeure du pacha, sur la personne d'un nègre qui, malgré les violences corporelles auxquelles il fut soumis, persista à déclarer qu'il n'avait communiqué avec aucune personne du dehors. Ce premier cas de peste fut bientôt suivi de sept autres. Le cordon, de son côté, fut aussi entamé par la peste, mais plus tard seulement, et des soldats qui le composaient, quatre seulement furent atteints de la peste.

Voilà bien des faits qui protestent contre les théories contagionnistes. Malgré toutes les précautions prises, et vous devez bien penser qu'elles ont dû être nombreuses ; malgré l'isolement complet garanti par la palissade en bois d'une part, d'autre part par le cordon sanitaire, la peste se déclara d'abord au sein même du jardin, et ce n'est que consécutivement qu'elle fait son apparition à l'extérieur parmi les individus qui composent le cordon. Bien plus, le nombre des personnes frappées par l'épidémie dans l'intérieur de la demeure du pacha est du double plus considérable que celui des pestiférés parmi les gens du dehors qui, d'après les idées des contagionnistes, auraient dû nécessairement soutenir le premier choc de l'invasion de l'épidémie provenant elle-même d'un lieu plus excentrique, et succomber en plus grand nombre sous son influence.

(EXTRAIT DE LA *Gazette des Hôpitaux* DU MARDI 28 AVRIL 1840.)

Ce discours, prononcé devant un nombreux auditoire, fut le premier coup porté à la croyance de la contagion.

Un long mémoire sur la peste que je publiai, la même année, attira, sur la question de la contagion, l'attention de l'Académie de Médecine de Paris, et provoqua, au sein de cette société savante, une discussion et un travail très-étendu, rédigé par le docteur Prüs.

Dix années s'étaient à peine écoulées depuis cette publication, et dejà les idées, au sujet de la contagion de la peste, s'étaient sensiblement modifiées. Les entraves que les lazarets mettaient aux relations internationnales et aux transactions du négoce, à une époque où l'on recherchait surtout les moyens d'abréger les distances, firent comprendre la nécessité, sinon de supprimer complètement les cordons sanitaires, du moins d'apporter des changements notables dans le régime des quarantaines. On vit donc se réaliser, en 1850, les réformes proposées par moi dix ans auparavant.

Marseille n'a pas eu, du reste, à se plaindre de ces innova-
tions, contre lesquelles l'intendance sanitaire de cette ville
s'était si fortement élevée. On ne peut calculer les milliards
acquis par le commerce à la suite de ces dispositions nouvelles. La conquête d'Afrique, la guerre de Crimée, qui éclata
peu de temps après, fit sentir l'urgence de ces réformes.
Comment les troupes françaises auraient-elles pu se transpor-
ter avec promptitude à Constantinople et en Crimée, s'il leur
avait fallu subir, dans les lazarets, une réclusion de plusieurs
jours ?

Mais les mesures prises par le gouvernement français en
1850, au sujet des lazarets, eurent pour Marseille, un résultat plus immédiatement profitable, en dehors des avantages
qu'elles assuraient au commerce de cette ville. Lorsque M.
le docteur Mélier se rendit dans ce port de mer, en qualité
de commissaire du gouvernement, pour apporter quelques
modifications au réglement de l'Intendance, il fut frappé, ainsi que moi et M. de Suleau, alors préfet de Marseille, de l'in-
conséquence qu'il y avait à placer le lazaret au sein même de
la population, alors que les îles, situées à proximité de la ville
réunissaient si bien les conditions d'isolement et d'éloigne-
ment nécessaires pour un établissement sanitaire. Depuis la
fondation du lazaret de Marseille, en 1383, la peste s'est manifestée quatorze fois dans cette ville, et toujours l'apparition
de ce fléau a été attribuée à des infractions faites au règle-
ment ! Comment l'idée si naturelle d'éviter à l'avenir de semblables accidents et d'éloigner le foyer de l'infection, en plaçant le lazaret aux îles, n'était elle pas venue aux habitants
si profondément imbus de la croyance de la contagion ? Quoi
qu'il en soit, cette heureuse réforme s'opéra en dépit des petites ambitions et de l'amour-propre de quelques hommes
dont la position à l'Intendance faisait des sortes de potentats.

On sait que la vente des terrains de l'ancien lazaret a rapporté plusieurs millions à Marseille.

Ces immenses résultats (on s'en souviendra un jour) sont le fruit des travaux que mes collaborateurs et moi publiâmes en 1840 sur la peste qui désola l'Egypte en 1834.

Nous avons publié, dans le courant de la même année, un *Traité de la peste en Egypte* et, en 1851, un ouvrage intitulé : *Coup-d'œil sur la peste et les quarantaines*, à l'occasion du congrès sanitaire réuni à Paris au mois de juillet 1851, où l'on peut se renseigner sur cette grave question.

Les dénominations inexactes données aux maladies ont souvent induit en erreur sur leur véritable cause et sur leur nature. Ainsi, tant qu'on a conservé à la peste son nom antique, ce nom n'impliquait rien. Mais le nom plus moderne de *Typhus d'Orient* l'a classée parmi les affections typhoïdes, et dès-lors on lui a attribué la même origine. C'est ce point fondamental que je conteste, et j'espère pouvoir prouver qu'il est aussi inexact pour la peste, qu'il l'est pour le choléra, la fièvre jaune et toutes les affections épidémiques.

Je dis que la peste ne peut pas être un typhus par le seul fait que les affections typhoïdes ne prennent jamais le caractère épidémique, qu'elles sont toujours l'effet de causes plus ou moins appréciables, indépendantes de tout phénomène météorologique. Le typhus se limite dans une seule localité, les camps, les places assiégées, les prisons ; il se propage par voie de contact , par infection miasmatique, il chemine quelquefois avec les malades, mais il ne franchit jamais de grandes distances, et ne sort pas du foyer d'infection. On ne peut pas dire que parce que le typhus atteindra un grand nombre d'individus, il constitue une épidémie, pas plus qu'un grand nombre de blessés après une bataille ne constituent une épidémie de blessures.

Cela me porte à vous dire, Messieurs, que je n'entends et n'admets les épidémies qu'à la manière d'Hippocrate, — celles qu'il appelait les maladies divines parce qu'il ne pouvait point en apprécier les causes, et qu'il les attribuait à des conditions météorologiques qu'on appelle aujourd'hui *constitutions morbides*, ce qui n'explique rien non plus. Il faut bien l'avouer, la science, malgré les progrès de la physique, n'a rien pu nous révéler des changements qui produisent les épidémies et qui leur donnent des caractères aussi variés et aussi singuliers.

Quant à la peste, elle n'est point, je le répète, un typhus, parce que le typhus règne en Égypte comme en Europe; revêt les mêmes caractères, se développe sous l'influence des mêmes causes, et ne prend jamais le caractère pestilentiel

Les inondations du Nil, la décomposition des matières animales et végétales, le mauvais système d'inhumation, les marais, les eaux stagnantes, la malpropreté, la misère, les vents du Sud, sont impuissants à produire la peste, car elle se développe dans des localités où aucune de ces conditions ne se rencontre.

Ses caractères épidémiques, au contraire, sont incontestables. Elle apparaît spontanément sur plusieurs points à la fois, elle frappe souvent les lieux les plus sains et épargne les plus insalubres, l'influence épidémique se fait sentir sur les masses ; dans son développement, sa marche, sa terminaison, elle procède comme les maladies épidémiques.

Je résume ma pensée :

1° Il me paraît important d'envisager les épidémies d'une manière philosophique, et de ne donner ce nom qu'aux affections qui tiennent à des causes générales, à des phénomènes célestes, dont la science ne peut pas plus se rendre compte aujourd'hui que dans l'antiquité;

2° Ne point confondre les maladies épidémiques avec celles qui sont endémiques, parce que celles-ci sont dues à des conditions de localité, comme pour le goître, l'ophthalmie, la lèpre, l'éléphantiasis, etc. ;

3° Etablir une distinction tranchée pour les affections qui tiennent à des causes d'insalubrité, restreintes, appréciables, comme pour le typhus, les fièvres de marais, et ne pas les confondre avec les maladies épidémiques et endémiques ;

4° Ce point établi, je considère comme une erreur grave d'admettre que la peste soit une affection typhoïde, et je crois l'avoir démontré en prouvant que le typhus n'est jamais épidémique ;

5° Je soutiens que la peste tient exclusivement à des causes météorologiques comme le choléra, la fièvre jaune, la grippe, la suette, etc., etc. ; que ces causes d'insalubrité quelconque n'ont aucune influence sur son développement;

6° Par conséquent, je n'admets point que la disparition de la peste au moyen-âge soit due aux progrès de la civilisation qui a amené le défrichement des terres, le dessèchement des marais, l'amélioration du sort du peuple, parce que, antérieurement à tout cela, l'Europe, à différentes périodes, est restée plusieurs siècles exempte de la peste. En France, on ne compte que cent trente-un ans depuis qu'elle affligea Marseille, et, postérieurement, elle s'est montrée en Grèce, dans les Etats de Naples, à Malte, en Russie et en Autriche;

7° Rien ne nous assure que, comme le choléra et la fièvre jaune, la peste ne fasse de nouvelles apparitions en Europe, et, quoi qu'on fasse, ces maladies continueront à se manifester, comme par le passé, en Orient et dans les Antilles.

Tels sont les points que j'avais à soumettre à l'Académie pour qu'ils y soient discutés. Si je suis revenu aujourd'hui sur ce sujet, c'est que j'ai cru voir dans la grande discussion qui a occupé l'Académie qu'elle s'est peu arrêtée sur ces points fondamentaux qui, selon moi, doivent élucider tous les autres, notamment la contagion et l'importation.

Marseille. Typ. et Lith. Arnaud, Cayer et C., rue Saint-Ferréol, 57.

EFFETS

QUE LA PESTE PRODUIT

SUR LES INDIVIDUS QUI EN SONT ATTEINTS.

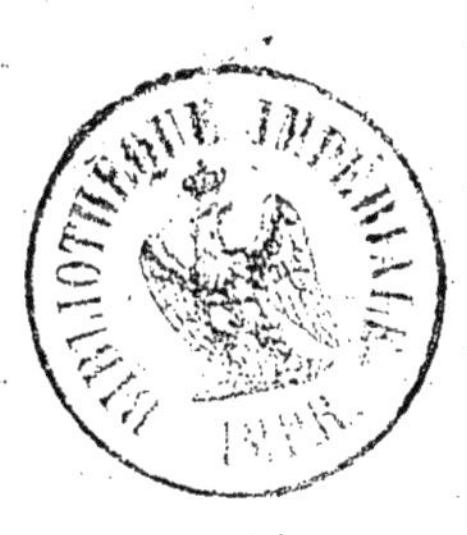

EFFETS
QUE LA PESTE PRODUIT

SUR LES INDIVIDUS QUI EN SONT ATTEINTS

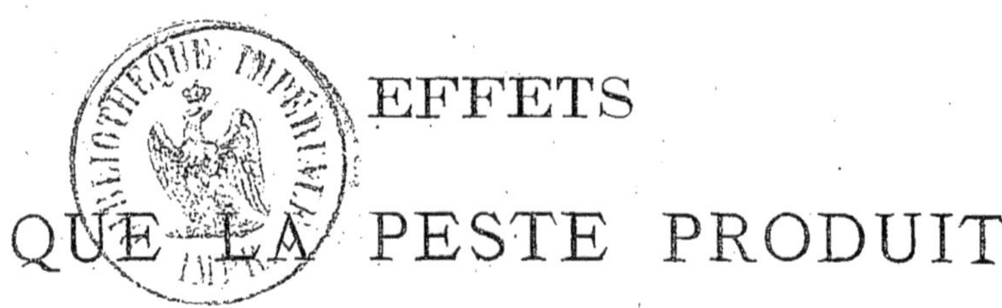

Pendant tout le temps que l'Egypte fut ravagée par la peste de 1835, nous restâmes à notre poste, soignant les malades et faisant de nombreuses ouvertures de cadavres pour étudier les effets, et rechercher les causes de cette terrible maladie. Une longue pratique nous a permis de recueillir les observations suivantes :

Lorsque la peste éclatait, et pendant toute la durée de l'épidémie, certains malades succombaient subitement sans présenter aucun symptôme propre à l'affection ; ils tombaient foudroyés comme sous le coup d'une attaque d'apoplexie. Mais la généralité des malades offraient les symptômes que nous allons énumérer.

A l'invasion de la maladie : douleurs de tête, envie de vomir ou vomissements, yeux injectés, marche semblable à celle que produit l'ivresse, regard couvert, air stupide, langue blanche et humectée, pouls plein et fréquent, phénomènes que nous considérions comme l'effet des agents délétères, soit miasmatiques ou autres, et qui produisent un trouble général dans l'économie.

A cette période du mal on peut tenter l'émétique et les excitants diffusibles.

Le deuxième et le troisième jour, trouble dans les idées, quelquefois délire ; langue sèche à son centre, rouge sur les bords ; chaleur à la peau, souvent douleur à l'épigastre ; rarement diarrhée. C'est ordinairement alors que se manifestent les bubons et les charbons. Les bubons se rencontrent dans la région cervicale, dans l'aisselle et dans les plis de l'aine. Ils sont d'un volume variable.

Les charbons débutent toujours par les membres inférieurs. On les voit ensuite sur les membres supérieurs, et ils finissent par envahir le tronc. Tantôt ils sont si nombreux qu'ils couvrent tout le corps ; d'autres fois on n'en rencontre qu'un seul. Jamais ils n'atteignent le nombre des bubons et ne présentent le même danger que ces derniers. Ils se montrent rarement au début de la maladie ; presque toujours, au contraire, c'est vers sa terminaison qu'on les observe. C'est alors qu'ils se multiplient au point d'atteindre le chiffre de 30 ou 40, sans cependant donner à la maladie une marche plus fâcheuse. A cette période, il y a réellement irritation dans le canal digestif, au cerveau et dans les glandes sympathiques, et ne pouvant donc plus avoir recours aux excitants, nous employions les saignées, les ventouses scarifiées;

nous cautérisions les bubons et les charbons pour fixer cette irritation à la peau.

Du quatrième au sixième jour, apparition des pétéchies ou
plaques bleuâtres sur la peau. — Révulsifs aux extrémités.

Nous pensons que cette médication est rationnelle, et nous
croyons qu'elle a sauvé quelques malades.

ANATOMIE PATHOLOGIQUE

Les anciens médecins attachaient peu d'importance à l'étude de l'anatomie pathologique ; d'ailleurs, les préjugés de leurs temps s'opposaient à ce qu'ils pussent porter le scapel sur le corps humain. Les premières autopsies de pestiférés furent faites dans le vi^e siècle ; mais les auteurs se contentèrent de signaler des *anthrax* et *une gangrène horrible.* Dans le xviie, « on trouva les viscères gangrenés, le cœur, le poumon et le foie couverts de taches noires ; les vésicules biliaires remplis de bile épaisse et collante, les gros intestins pleins de sang. » Chirac fit quelques autopsies à Rochefort ; les désordres qu'il signale sont à peu près les mêmes que nous venons d'indiquer, et ne peuvent donner la moindre idée des altérations pathologiques telles qu'on les observe de nos jours. Ce n'est guère que dans la peste de 1720 que des ouvertures de cadavres furent faites assez régulièrement, et en assez grand nombre, par les chirurgiens Verny, Deidier, Bertrand et Souliers. Ce dernier en fit douze assez détaillées, tant à Marseille qu'à l'hôpital de la Charité d'Aix, en 1721.

Le docteur Couzier, médecin d'Alais, témoin de la peste qui ravagea cette ville en 1721, ouvrit douze cadavres et rapporte ses observations avec assez de détail.

Samoïlowitz et les autres médecins qui ont traité la peste de Moscou, en 1771, et qui en ont laissé d'assez bonnes relations, n'ont presque pas fait d'autopsies.

Les médecins de l'expédition d'Egypte n'ont jeté que peu de lumières sur la science, en ce qui se rattache aux lésions trouvées après la mort dans les organes de ceux qui avaient succombé à la peste. Desgenettes n'en parle pas. Larrey a fait quelques autopsies et a décrit exactement toutes les lésions de la peste. On ne trouve rien de semblable dans les ouvrages des autres médecins de l'expédition. Du reste, c'est le propre des grands chirurgiens de ne pas bâtir d'hypothèses, de ne pas se lancer dans de vaines théories, mais de se contenter de bien étudier les faits qui s'offrent à leur observation.

Depuis cette époque, peu de médecins se sont trouvés favorablement placés pour faire des nécropsies, soit à cause des difficultés que l'on trouve dans les pays où règne la peste, soit par l'effet de la peur qu'inspire la contagion. Sous ce rapport, nous pouvons dire, sans crainte d'être démenti, que mes confrères d'Egypte et moi avons beaucoup mieux vu, beaucoup mieux fait que tous ceux qui nous ont précédés.

Pendant tout le temps qu'à duré l'épidémie de 1835, plus de cent autopsies ont été faites, et nous avons passé des heures entières à rechercher dans les cadavres de ceux qui venaient d'expirer les altérations pathologiques dont on s'était si peu occupé avant nous.

Les cadavres des pestiférés n'ont point cet aspect hideux qu'ont bien voulu leur donner les médecins qui les ont décrits et les peintres qui les ont représentés.

Les pétéchies s'observent particulièrement au cou, sur les côtés de la poitrine et aux membres ; les bubons siégent plus souvent aux aines qu'aux aisselles, très rarement au cou ; et, sur les cadavres qui n'en étaient pas affectés, on a remarqué un développement très sensible de tous les ganglions lymphatiques. En général, ces cadavres n'ont pas une plus grande tendance à la décomposition que ceux des individus qui sont morts d'autres maladies. — Les veines sous-cutanées sont peu apparentes. — Le cœur et toutes les cavités des veines splanchniques distendues et remplies d'un sang très noir, surtout celles de l'abdomen. — Le tissu de la veine cave paraît souvent ramolli, les artères vides, le foie et la rate gorgés de sang ; cette dernière a, le plus souvent, le double, même le triple de son volume ordinaire, et est toujours ramollie. — Sur quelques cadavres, la vésicule biliaire avait une teinte bleuâtre et était couverte de pétéchies et les parois avaient au moins quatre à cinq lignes d'épaisseur. — Le tissu cellulaire inter-membraneux était gorgé de sang noir qui était comme épanché et qui donnait aux parois de ce réservoir une épaisseur aussi remarquable. — Les reins sont d'un violet foncé, leur tissu gorgé de sang ; hémorragie dans les bassinets, la vessie contractée, l'urine rouge et d'une odeur ammoniacale très prononcée. — L'estomac contient toujours un liquide noirâtre, souvent des vers, préexistant sans doute à la maladie, et qui ont pu s'y rencontrer par les mouvements anti-péristaltiques des intestins ; la muqueuse épaissie, boursoufflée, ramollie, fortement injectée, présente des plaques rouges, des pétéchies semblables à celles qui sont sur la peau, des échymoses, des ulcérations ; les intestins offrent à peu près le même état à un degré moins caractérisé. — Chez ceux qui ont péri promptement, la muqueuse est presque dans l'état normal ; les ganglions lymphatiques, toujours engorgés, ont le quintuple et même le sextuple de leur volume ordinaire ; leur tissu est ramolli, grisâtre lie de vin, quelquefois noir ; ceux de l'aine ou de l'aisselle, par leur agglomération, forment une masse homogène analogue au tissu du foie avec épanchement d'un sang noir dans le tissu cellulaire ambiant : ces altérations se retrouvent dans les ganglions qui se prolongent le long du trajet des vaisseaux, dans l'abdomen et dans la poitrine ; plusieurs fois, le sang extravasé autour d'eux constitue des hémorragies très étendues, engorgement des veines sous-arachnoïdiennes et des tissus. A part cette congestion, le parenchyme du cerveau et de la moëlle épinière ne nous a présenté aucune altération notable ; la substance nous a paru ramollie chez quelques individus qui avaient eu le délire.

DESSINS

Représentant fidèlement les diverses lésions que nous avons rencontrées dans nos autopsies.

Fig. 1. — Ganglions lymphatiques du pli de l'aine engorgés, ayant le quintuple et même le sextuple de leur volume ordinaire. Leur tissu est ramolli, grisâtre lie de vin, quelquefois noir. Ils forment par leur agglomération une masse homogène appelée *Bubon*. Ces altérations se retrouvent dans les ganglions qui partent de l'arcade crurale et qui se prolongent le long du trajet des vaisseaux, dans l'abdomen et dans la poitrine.

Fig. 2. — Face interne de l'estomac. — Muqueuse épaissie, boursoufflée, ramollie et fortement injectée.

Fig. 3. — Face interne de l'estomac. — Muqueuse boursoufflée, injectée et présentant une teinte bleuâtre analogue à celle de la gangrène.

Fig. 4. — Face interne de l'estomac. — Muqueuse injectée

présentant des pétéchies et des ulcérations plus ou moins profondes, mais qui, en général, n'intéressent que son épaisseur.

Fig. 5. — Face interne de l'estomac. — Muqueuse épaissie et congestionnée, offrant des piquetés hémorragiques ou pétéchies analogues à celles que l'on trouve sur le corps des pestiférés.

Fig. 6. — Ganglions mésentériques ayant acquis un volume considérable et offrant une coloration grisâtre, livide ou noire.

Fig. 7. — Ganglions lymphatiques vus séparément et sur lesquels on a pratiqué des coupes pour étudier le ramollissement de leur tissu et les colorations diverses qu'ils présentent. Ces mêmes ganglions sont, comme on le voit, très hypertrophiés et considérablement engorgés.

Fig. 8. — Tissu du foie engorgé de sang. — Vésicule biliaire ayant quelquefois une coloration bleuâtre avec des pétéchies et présentant des parois d'une épaisseur de quatre à cinq lignes au moins.

Fig. 9. — Cœur et son enveloppe hypertrophiés, congestionnés, et présentant des ecchymoses de distance en distance.

Fig. 10. — Grandes veines de l'abdomen vues par leur face interne. Elles ont les parois distendues et souvent ramollies et engorgées.

Fig. 11. — Rein hypertrophié, gorgé de sang et présentant une coloration d'un violet foncé.

Fig. 12. — Face interne du gros intestin dont la muqueuse est ramollie, boursoufflée, épaissie et fortement injectée.

Fig. 13. — Membrane péritonéale dont les vaisseaux sont gorgés de sang. On voit sur la surface des plaques d'une coloration bleuâtre semblables à celles de la gangrène.

Fig. 14. — Cordons nerveux offrant une congestion assez vive indiquée par les plaques rougeâtres qu'on remarque de distance en distance.

Fig. 15. — Sur la figure 1, on voit six charbons de dimension variable qui ont été observés sur la partie inférieure de la cuisse et la partie supérieure de la jambe d'un cadavre de pestiféré.

Marseille.— Typ. Arnaud, Cayer et Comp., rue Saint-Ferréol, 57.

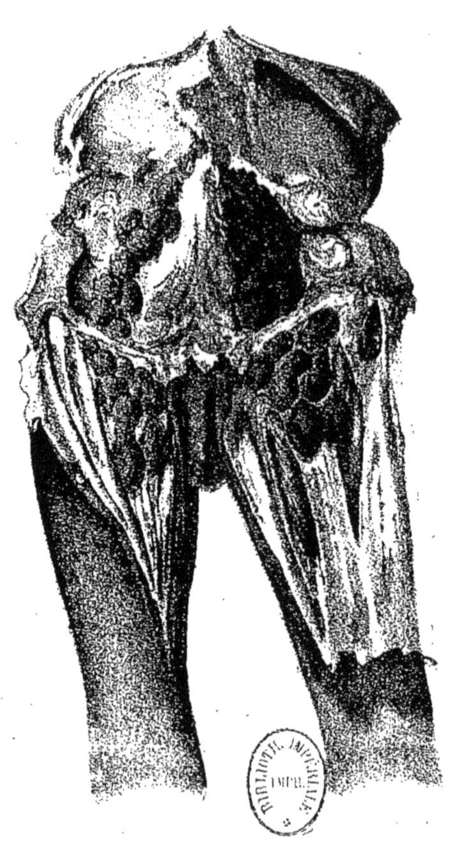

BUBONS PESTILENTIELS.
envahissant les ganglions mésentériques, disséqués
au pli de l'aine.

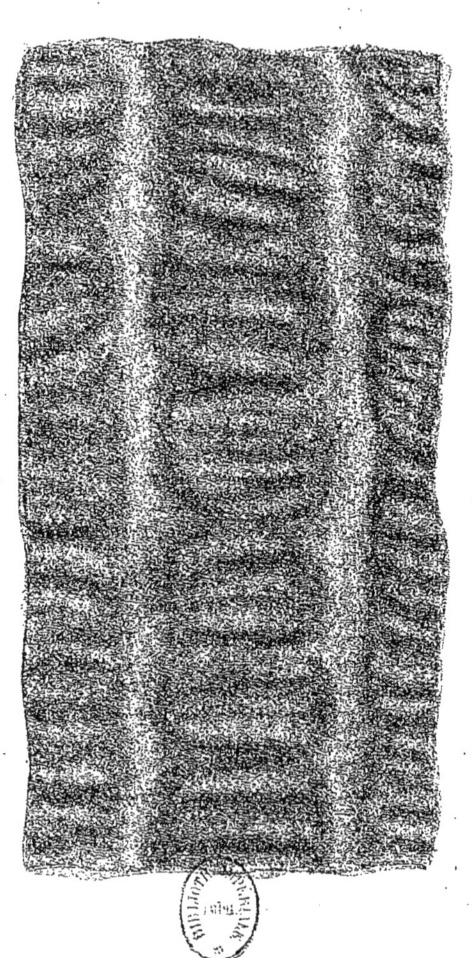

Muqueuse du gros intestin tumefiee
et considérablement
injectée

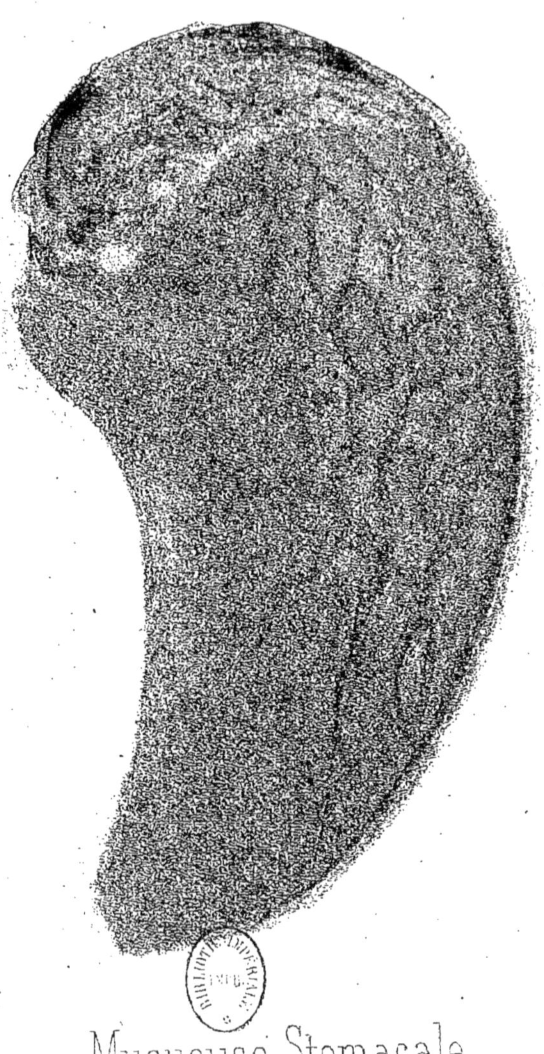

Muqueuse Stomacale,
Présentant une couleur
gangréneuse.

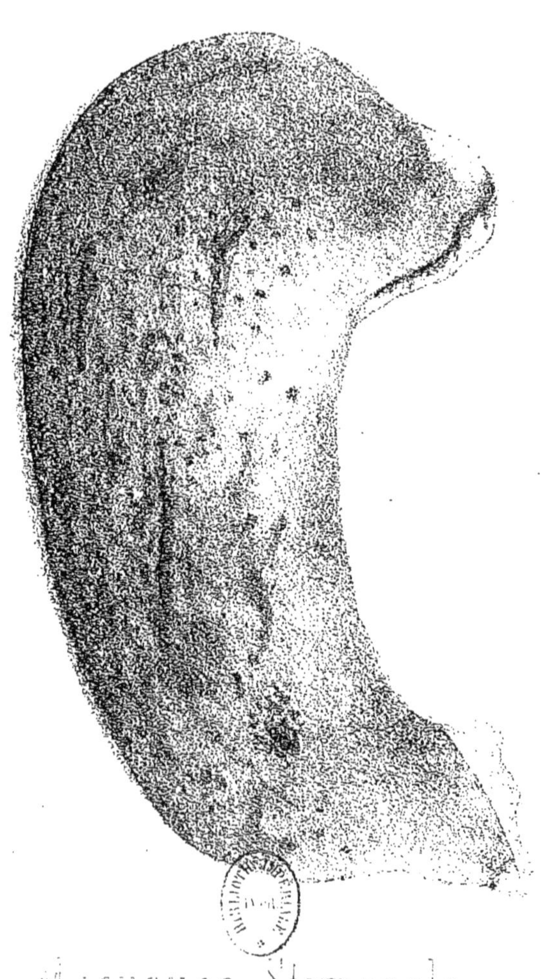

Muqueuse Stomacale,
Congestionnée et Ulcérée.

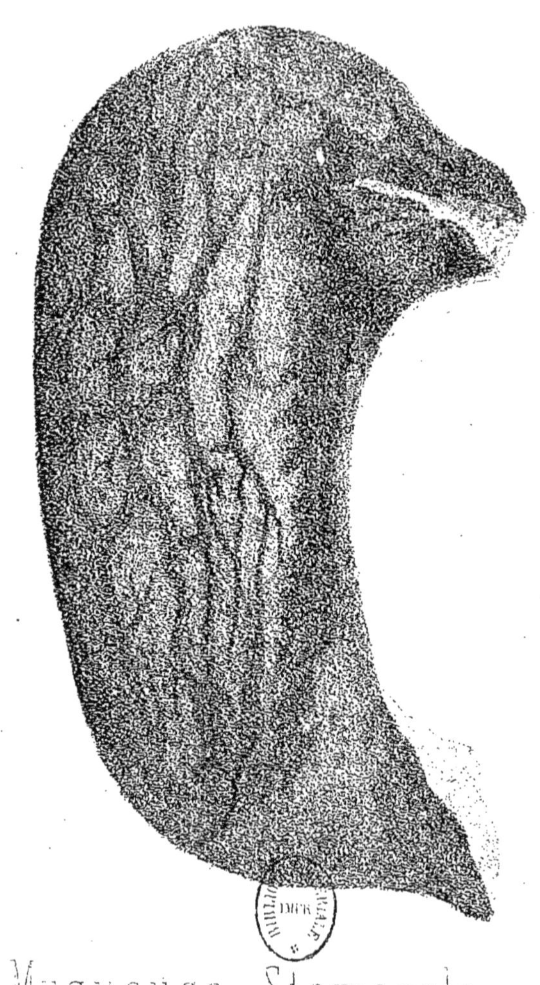

Muqueuse Stomacale,
présentant un degré de Congestion
considérable.

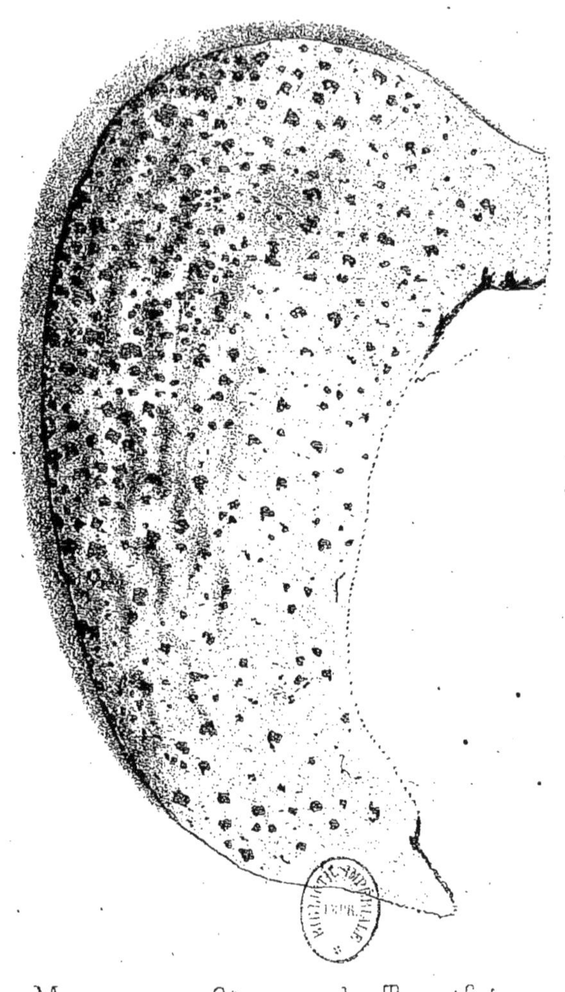

Muqueuse Stomacale Tuméfiée,
et présentant des piquetés Hémorrhagiques
(La Première forme des altérations Stomacales.)

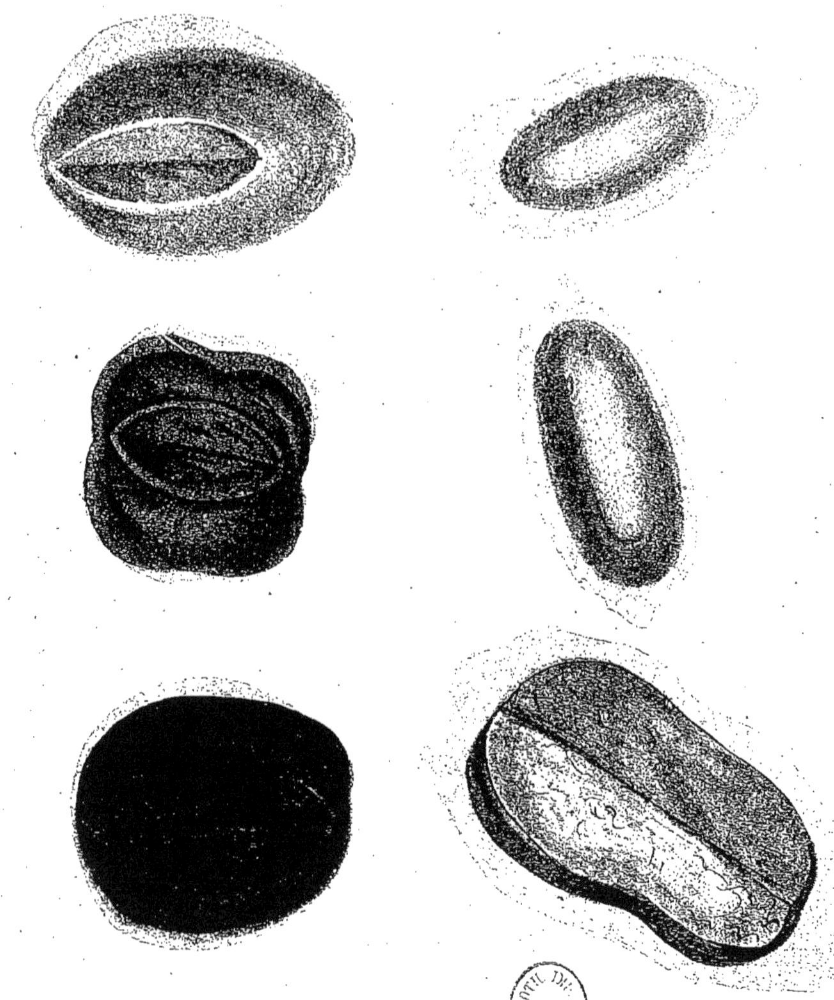

Glandes ayant acquis
un volume considérable et plus ou moins
congestionnées.

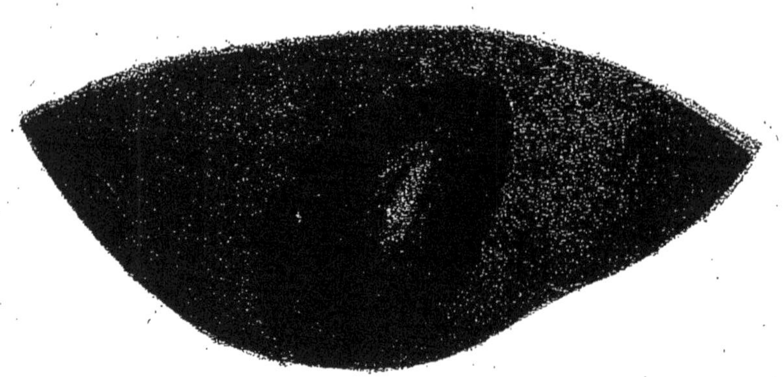

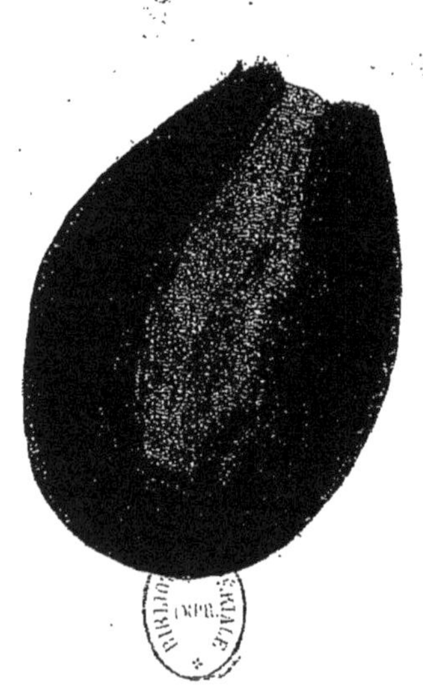

Vésicule biliaire ayant des parois, extrèmement accrues.
Tissu du foie considérablement congestionné.

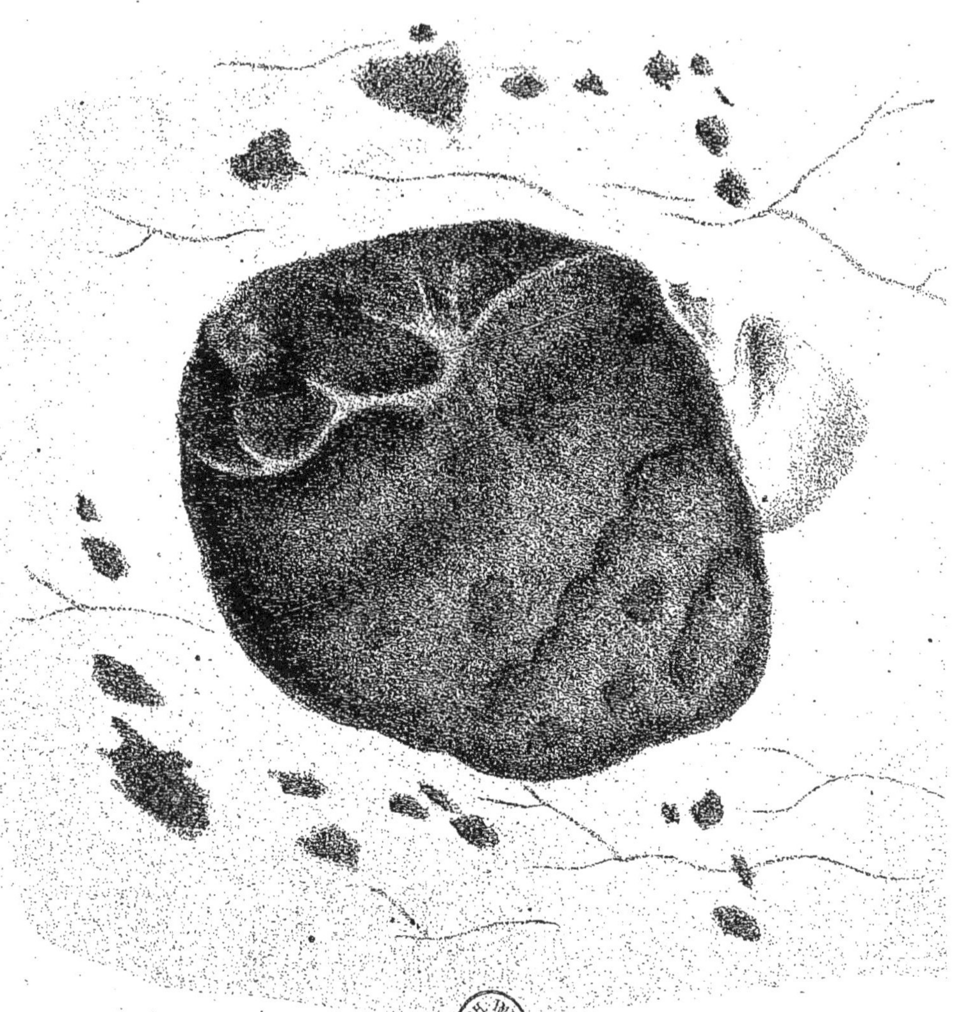

Cœur et son enveloppe
Congestionnés et présentant des échymoses
de distance en distance.

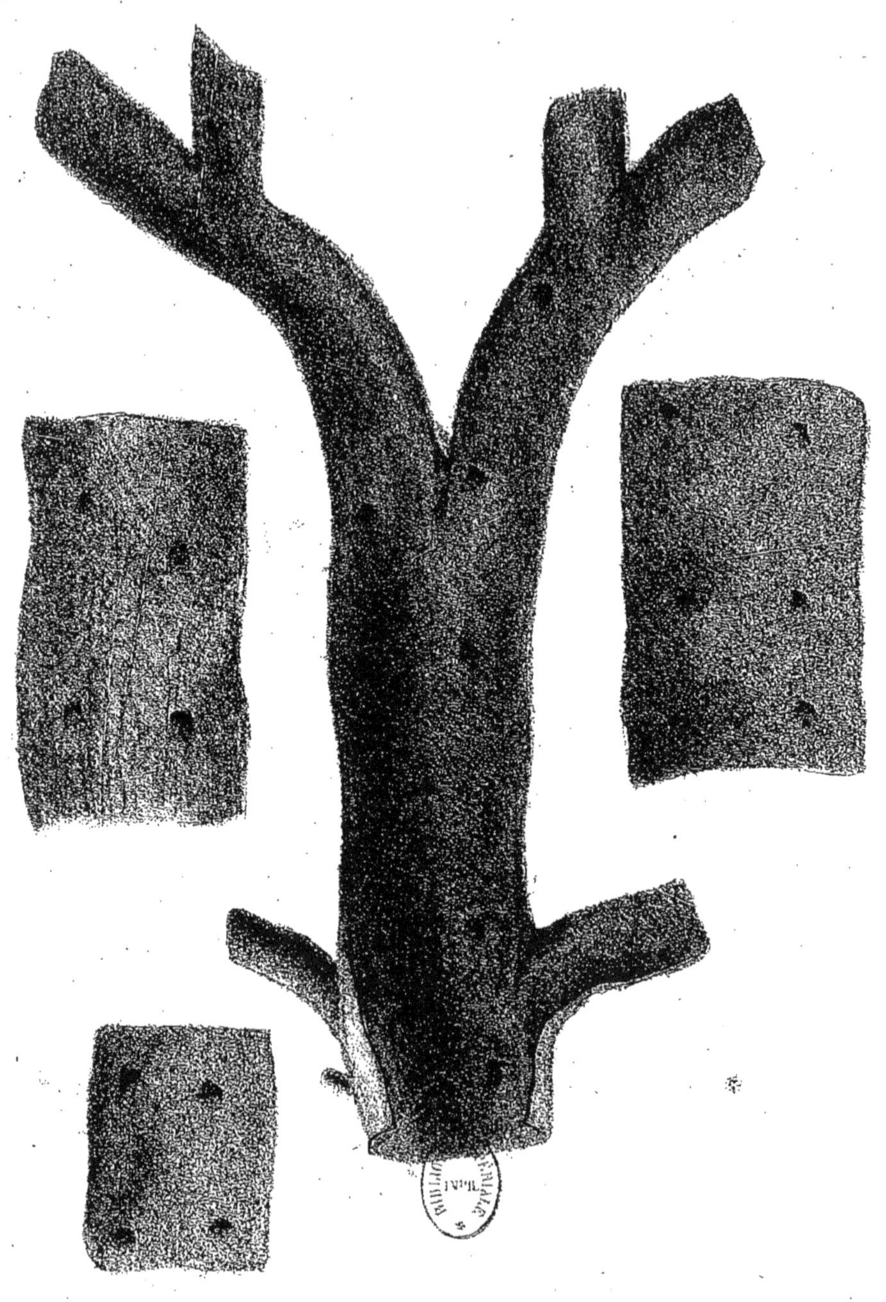

Veines dont la tunique interne est tuméfiée
et présente des couleurs variées.

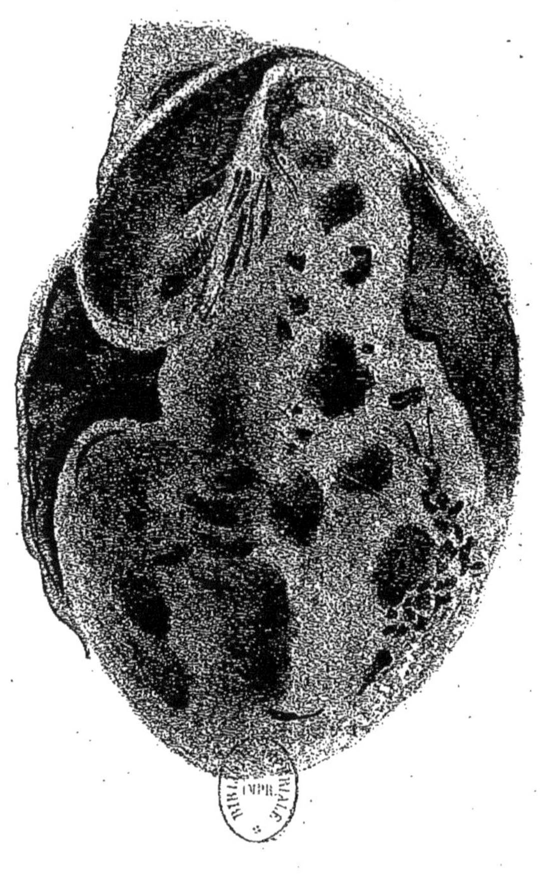

Congestion du Rein

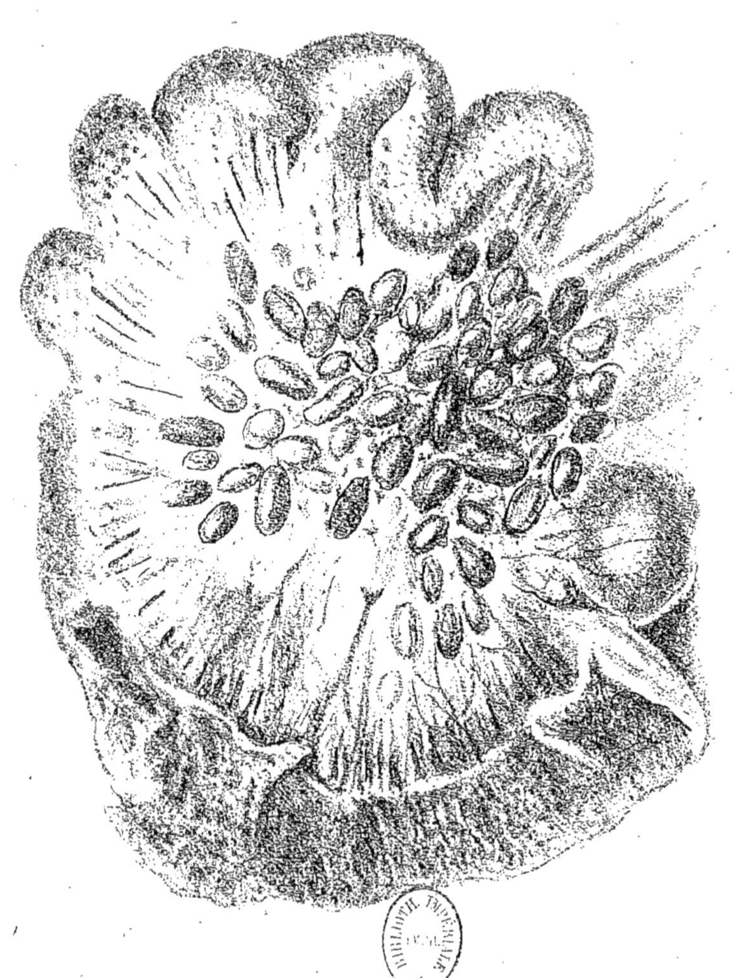

Glandes Mésentériques
engorgées

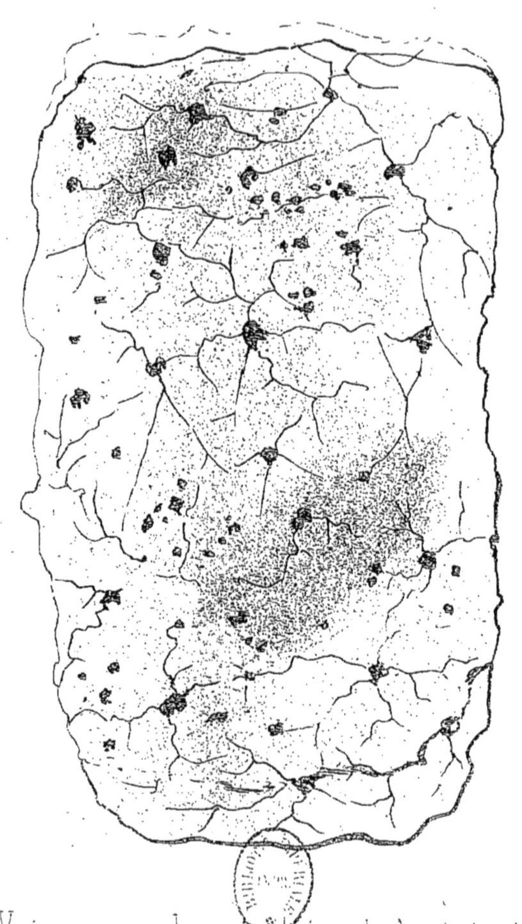

Vaisseaux du péritoine très injectés

Coloration bleuâtre analogue

à celle de la Gangrène.

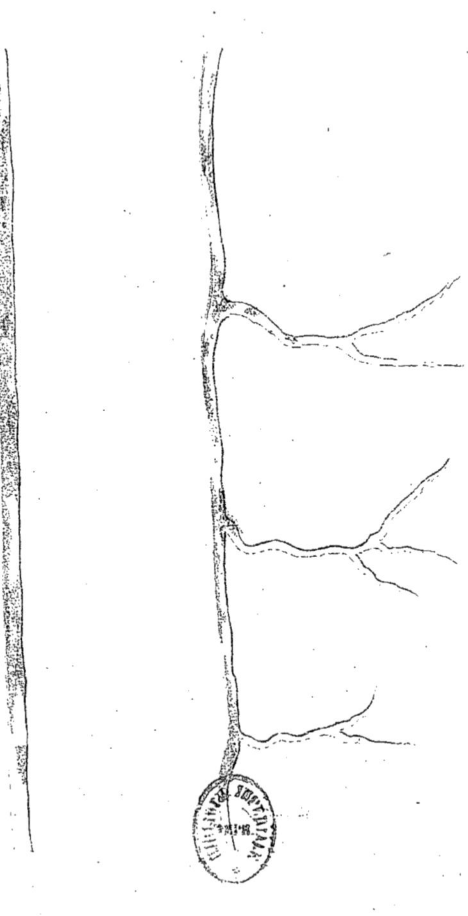

Cordons Nerveux

Présentant une Congestion assez vive

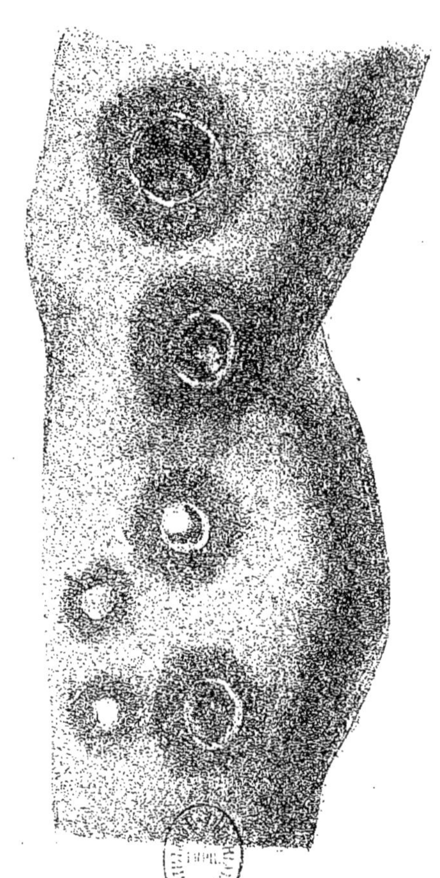

Six Charbons Pestilentiels.
de dimensions variables,
observés sur un même individu.

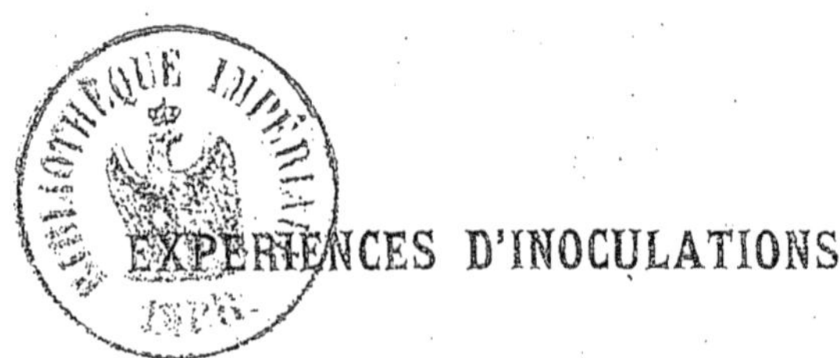

EXPÉRIENCES D'INOCULATIONS

A L'APPUI

DE LA NON-CONTAGION DE LA PESTE

FAITES AU CAIRE EN 1835.

EXPÉRIENCES D'INOCULATIONS

A L'APPUI DE LA NON-CONTAGION DE LA PESTE

FAITES AU CAIRE EN 1835.

Bien avant l'épidémie de 1835, des expériences d'inoculation avaient déjà été tentées. On citait, entre autres, celles de Willis, à Londres, en 1665 ; de White, médecin de l'armée anglaise en Egypte, qui contracta la maladie et mourut le neuvième jour de l'inoculation, mais dont la mort ne fut que le résultat des causes générales épidémiques auxquelles il était sujet comme tout le monde. Sa mort donc ne pourrait être invoquée comme un argument en faveur de la contagion ; d'ailleurs, cette expérience fut faite aussi par Desgenettes, médecin de l'armée française, qui n'en fut nullement incommodé. D'autres expériences avaient été tentées sur des condamnés, à Moscou, en 1771, et, plus tard, à Tanger, en 1818.

Un certain Valli, pendant son séjour à Constantinople, s'imagina qu'il pourrait préserver de la peste au moyen d'une inoculation composée d'un mélange de virus variolique et de pus de bubon, et il en inocula vingt-quatre personnes dont aucune ne contracta la peste.

Pour compléter nos recherches sur la peste, mes collègues et moi, nous résolûmes de faire, nous aussi, des expériences sur des condamnés ; et, à cet effet, ayant obtenu la permission de l'autorité supérieure, nous fîmes, sur cinq individus, neuf épreuves différentes, tentées à diverses époques. Sur ces cinq condamnés, un seul contracta la peste et mourut. Sa mort ne doit pas être attribuée aux expériences dont il fut l'objet, mais eut pour cause le résultat naturel des conditions épidémiques au milieu desquelles il se trouva placé.

Pour justifier ce que nous avions osé faire à d'autres, M. Bulard (1) et moi pensâmes devoir tenter sur nous de semblables expériences.

---

(1) Bulard, à la fin de cette épidémie, manifesta de grandes prétentions dont le gouvernement égyptien ne tint aucun compte. Il fut même renvoyé du service et quitta l'Egypte avec une assez triste réputation. Il se montra, dès lors, partisan des opinions contagionistes, pensant que sa conduite, pendant la peste de 1835, serait jugée bien plus *méritoire*, son dévouement bien plus *sublime*.

Je fus particulièrement en butte à des attaques très violentes de sa part.

En quittant l'Egypte, il avait emporté les notes relatives à nos séances, et les mettant à profit à sa manière, il en composa son volume intitulé : *De la Peste orientale* par *Bulard de Méru*, qu'il fit paraître en 1838.

Cet ouvrage sorti de la plume d'un aventurier qui n'était pas même médecin, ne renferme que des faits travestis, et le meilleur jugement que l'on peut porter contre cette œuvre est l'opinion unanime émise sur le compte de l'auteur par cinquante médecins qui ont observé la peste en Egypte.

M. Bulard fit ôter à un pestiféré la chemise qu'il portait depuis la veille, se l'appliqua immédiatement sur la peau, et la garda pendant quarante-huit heures.

Enfin, moi-même, excité par le souvenir de Desgenettes qui parle avec complaisance de son inoculation, je résolus de l'imiter, mais d'une manière plus complète et plus éclatante. Desgenettes, on le sait, fit consister son inoculation en une piqûre très légère, et dont le résultat paraissait l'inquiéter, car il conte lui-même qu'il eut soin de se laver immédiatement avec de l'eau et du savon. Pour moi, je pris du sang d'une saignée faite au malade dont M. Bulard avait revêtu la chemise, et je me pratiquai six piqûres assez profondes, dont trois à la partie antérieure de l'avant-bras gauche et trois au pli de l'aine droite. On plaça sur les piqûres du linge imbibé de sang du pestiféré, et par dessus une bande dont l'extrémité fut cachetée. Quelques jours après, cet appareil me fut enlevé, et je m'inoculai alors du pus de bubon, au moyen de trois piqûres faites à la partie interne du bras gauche. On plaça de nouveau sur ces piqûres un linge trempé dans du sang pris sur un pestiféré, on replaça une bande, cachetée comme la première fois. Je gardai de nouveau cet appareil pendant plusieurs jours sans éprouver aucun symptôme de la maladie.

Après ces deux expériences, j'entendis des personnes émettre l'opinion que l'agent transmissible de la maladie ne résidait ni dans le sang, ni dans le pus des bubons, mais qu'il était contenu dans la matière des charbons.

Ne voulant pas laisser mon expérience incomplète, je me soumis à une troisième épreuve. Je m'inoculai donc de la matière des charbons : le linge trempé de sang et la bande cachetée furent soigneusement replacés sur les piqûres, et cette troisième inoculation ne produisit pas plus d'effet que les deux autres.

Ces trois épreuves eurent lieu en présence de nombreux témoins, et procès-verbal en fut dressé.

Aujourd'hui, en me rappelant ces faits d'une époque qui est déjà bien loin de moi, je n'hésite pas à traiter de folie toutes ces expériences. Que serait-il arrivé, en effet, si j'avais été atteint de la peste pendant la durée de ces épreuves ? Les partisans de la contagion auraient triomphé, et cependant au lieu d'être le fait de la contagion, ma mort n'aurait eu réellement pour cause que les influences morbifiques auxquelles j'étais soumis comme tout autre individu.

Quoi qu'il en soit, il n'en résulta aucun trouble dans l'économie, et je pus continuer d'observer la peste, non seulement en 1835, mais encore dans les épidémies qui affligèrent l'Egypte, quoique d'une manière moins violente, en 1836, 1841, 1842 et 1843.

Marseille. — Typ. Arnaud, Cayer et Comp., rue Saint-Ferréol, 57.

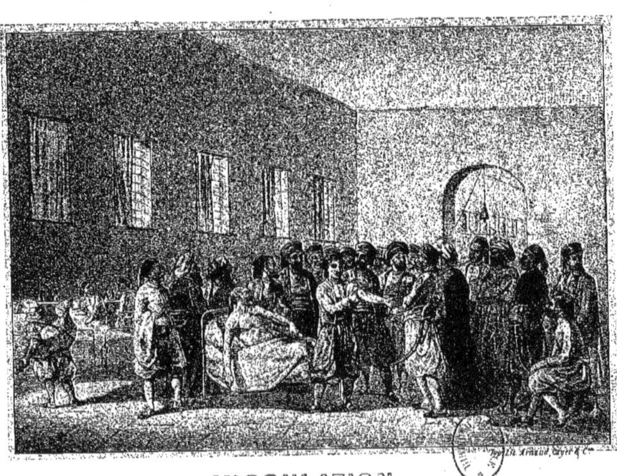

INOCULATION

du Pus pris sur les bubons d'un Pestiféré, pratiquée par le Docteur Clot-Bey, sur lui même, dans l'une des salles de l'Hôpital civil de l'Esbekié, au Caire, le 15 Mars 1835, en présence de plusieurs Médecins, Pharmaciens et Fonctionnaires publics.

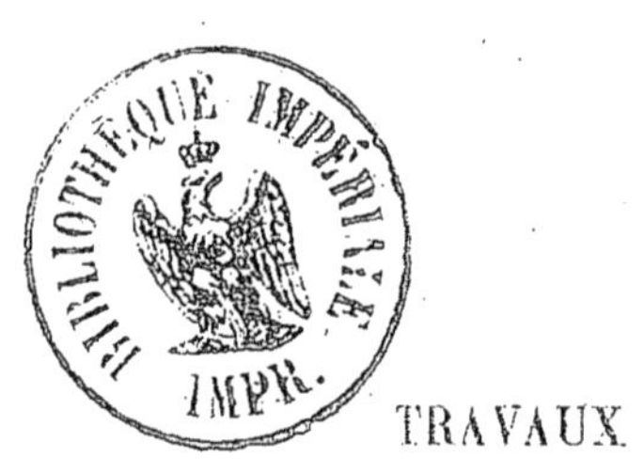

TRAVAUX

DE LA COMMISSION SANITAIRE

ENVOYÉE EN ÉGYPTE PAR LE GOUVERNEMENT RUSSE

EN 1843.

TRAVAUX

DE

LA COMMISSION SANITAIRE

ENVOYÉE EN ÉGYPTE

PAR

LE GOUVERNEMENT RUSSE EN 1843.

La Russie, qui entretient plus que toute autre puissance des rapports avec la Turquie, et qui, par conséquent, a un grand intérêt à débarrasser son commerce des entraves de la quarantaine, envoya en Egypte, au mois de février 1843, une commission composée de deux médecins. MM. Uraticheo et Ichernikoff, et d'un administrateur, M. Ouáranetz. Ces messieurs déclarèrent, en arrivant, que leur but n'était pas d'éclaircir la question de contagion ou de non-contagion, car, pour eux, dirent-ils, la contagionnabilité de la peste était une chose, sinon démontrée, du moins obligatoirement admise par le mandat qu'ils avaient reçu et dont il ne leur était pas permis de s'écarter.

Leur mission consistait exclusivement à expérimenter la désinfection, par le calorique, des objets contenant des germes de peste.

Le Vice-Roi, sur la demande du consul-général de la Russie, leur permit de faire des expériences, et me chargea, de concert avec le conseil de santé, de les aider par tous les moyens, et de suivre leurs travaux.

Les expériences se firent dans le grand hôpital de Kasr-el-Hïn. Les circonstances étaient des plus favorables ; car, cette année, la maladie, étant peu violente, permettait de distinguer ce qui était produit par l'influence épidémique de ce qu'on pourrait attribuer à *l'agent pestilentiel contenu dans les hardes soumises à la désinfection.*

Des effets aussi *contaminés* que possible, pour me servir du langage reçu, consistant en chemises, caleçons, gilets, draps de lits, couvertures de laine, pris sur des pestiférés dont la maladie était bien caractérisée, furent mis dans une étuve à une chaleur de 50 à 60 degrés Réaumur pendant quarante-huit heures, les uns étendus sur des cordes, d'autres agglomérés en paquets, d'autres contenus dans des boîtes de fer-blanc hermétiquement fermées ; on les fit ensuite revêtir sur la peau quinze jours à des individus qui avaient été préalablement soumis à une quarantaine d'observation.

Ces expériences ont été faites avec la plus scrupuleuse exactitude, en présence des membres du conseil-général de santé et de plusieurs autres médecins. Leur authenticité est constatée par des procès-verbaux, rien ne peut être objecté contre leur valeur. Tous les individus qui y ont été soumis étaient sains ; aucun d'eux n'avaient ni plaies, ni cautères, ce qui est considéré comme préservatif par les Orientaux ; aucun n'avait été antérieurement atteint de la peste, ce qui, aux yeux de beaucoup de gens, est une chance de moins de la contracter ; ils étaient d'âge, de constitution, de tempérament et de pays différents : il y avait des indigènes, des Nubiens, des Syriens et des Turcs. Ils étaient en trop grand nombre, enfin, pour qu'il fût possible d'alléguer une sorte d'inaptitude ou d'immunité qu'il eût fallu supposer chez chacun d'eux.

Ces expériences ont eu, au point de vue du but que s'était proposé la commission, tous les résultats désirables, c'est-à-dire qu'elles n'ont donné la peste à aucune des personnes qui les ont subies. Mais, en même temps, a eu lieu une contre-épreuve bien autrement significative. Quarante-neuf personnes, médecins, chirugiens, élèves, infirmiers, ont soigné les pestiférés, ouvert leurs bubons, touché leurs effets, couché dans les chambres où étaient isolés les malades ; transporté sans précautions dans l'étuve les hardes des pestiférés. Aucun de ces individus n'a contracté la maladie.

Que peut-on objecter contre un pareil fait ? Alléguera-t-on aussi pour ces quarante-neuf compromis l'inaptitude ?

Pour pousser le principe jusques dans ses dernières conséquences, je dis que si quelques-unes des personnes soumises aux expériences, ou de celles qui ont subi le contact avant la désinfection, avait eu la peste, cela ne prouverait pas d'une manière absolue en faveur de la contagion ; car, vivant toutes sous la constitution épidémique régnante, elles pouvaient, les unes comme les autres, en subir l'influence.

Les honorables membres de la commission sanitaire russe furent particulièrement frappés des résultats de cette contre-épreuve, mais ils ne purent en tenir compte, ne croyant pas pouvoir ébranler l'opinion contagionniste trop fortement accréditée en Russie aussi bien dans l'esprit des médecins nationaux que dans la conviction du gouvernement.

Ils me témoignèrent la plus vive satisfaction pour l'empressement que j'avais mis à faciliter toutes leurs expériences et, de retour à Saint-Pétesbourg, sur un rapport qu'ils firent en ma faveur, je fus nommé membre de l'Académie Impériale de médecine et de l'Institut de Russie, et l'Empereur m'envoya le grand cordon de son ordre de Saint-Stanislas.

MARSEILLE. — IMPRIMERIE ARNAUD, CAYER ET Cᵉ, RUE SAINT-FERRÉOL, 57

MÉMOIRE

SUR LA

RÉFORME DES QUARANTAINES.

MÉMOIRE

SUR LA

RÉFORME DES QUARANTAINES

(Imprimé en italien, a Milan, en 1845.)

La *Gazette médicale* de Toscane, dans son numéro du 15 octobre 1844, donne les conclusions de la Commission nommée par le Congrès scientifique de Milan, dans la section de médecine, pour examiner les documents en réponse aux neuf questions sur la peste, qui avaient été posées l'année précédente par le Congrès de Lucques.

Je crois devoir protester contre le jugement et le combattre succinctement, me réservant de le faire d'une manière plus ample quand je connaîtrai davantage les débats qui l'ont occasionné.

1e *Conclusion.* — « N'avoir trouvé dans les documents que des preuves et des observations bien vérifiées, qui prouvent la contagion et le mode de transmission de la peste bubonique. »

Réponse. — Je ne connais pas tous les documents qui ont été présentés à MM. les Docteurs Grassi, Visetti, prince de Canino et marquis Giustiniani ; je ne parlerai que des 48 mémoires que j'ai moi-même envoyés, et desquels 42 m'ont été remis par divers médecins. Tous ces rapports, trois exceptés, desquels j'ai donné la réfutation, contiennent des faits qui prouvent de la manière la plus évidente la non-contagion de la peste et l'inutilité des mesures quarantenaires. Quelque modestes que nous puissions être, nous ne pouvons cependant pas confesser d'avoir dit le contraire de ce que nous pensons : entre le oui et le non, il ne peut y avoir équivoque : nous avons donc tout motif de nous étonner d'une pareille conclusion.

2ᵉ Conclusion. — « M. Grassi, a présenté un document dans lequel 43 suspects du Lazaret d'Alexandrie furent attaqués par la peste après le dépouillement, et d'après d'autres cas, rapportés par les divers membres de la commission, on a établi que l'incubation peut durer deux semaines. »

Réponse. — L'opinion du seul M. Grassi peut-elle balancer celle de tant d'autres médecins, qui, comme lui, ont vu et étudié la peste, et qui n'admettent pour durée à l'incubation que cinq ou six jours ? Il n'y a aucune maladie aiguë contagieuse ou non contagieuse dont l'incubation soit de quinze jours : nous ne comprenons pas pourquoi la peste devrait être exceptée de cette règle générale.

3ᵉ Conclusion. — « Qu'on ne pourrait avoir une classification plus raisonnée que celle déduite des documents, pour connaître les hardes et les substances capables de transmettre la contagion, et pour savoir combien de temps le linge doit rester étendu à l'air avant d'être entièrement purifié. »

Réponse. — Les matériaux que nous avons envoyés, prouvent que la classification des objets susceptibles ou non susceptibles, a été établie arbitrairement, sans être appuyée ni sur l'expérience ni sur la science.

4° *Conclusion.* — « Quantà la génèse de la peste bubonique, on a observé que les contagionnistes et les anti-contagionnistes s'accordent à donner une influence à certaines circonstances que les anti-contagionnistes eux-mêmes nomment secondaires, lesquelles sont les eaux stagnantes provenant des inondations du Nil, la saleté , la misère, les corps organiques en putréfaction, la constitution atmosphérique et autres causes semblables. De là on explique comment la peste surgit parfois plus ou moins clandestine et sporadique, parfois plus ou moins terrible et épidémique. On se rappelle les ouvrages récents du docteur Grohmann, lequel, ayant vécu de longues années en Orient, soutient avec un grand nombre de preuves physico-pathologiques, que ces corps contiennent un principe capable de développer la peste, indépendamment des circonstances épidémiques et miasmatiques, et fait connaître la possibilité déjà démontrée avec beaucoup d'érudition par le secrétaire perpétuel de l'Académie de Médecine de Paris, de prévenir et d'extirper entièrement le mal pestilentiel, moyennant le changement des coutumes et des habitudes locales. »

Réponse. — Les contagionnistes et les anti-contagionnistes sont également dans l'ignorance la plus absolue sur les causes qui produisent la peste comme sur celles qui produisent toutes les autres maladies épidémiques. Les médecins qui prétendent que la peste est engendrée par des causes d'insalubrité ne s'appuyent que sur des suppositions. Il n'est pas plus possible de détruire la peste en Orient, qu'il est possible de détruire le choléra dans l'Inde et la fièvre jaune dans les Antilles : chacune de ces maladies est inhérente au climat, à la constitutiou du sol et à d'autres causes qu'on ne peut connaître. Les causes d'insalubrité qui existent autre part

qu'en Orient, n'ont jamais produit la peste ; quand elle est
sortie de son foyer endémique, cela était, aux yeux des contagionnistes, par exportation, et, aux yeux des anti-contagionnistes, par l'influence épidémique exceptionnelle, comme il
advient pour le choléra et pour la fièvre jaune.

5ᵉ *Conclusion*. — « On a affirmé pouvoir aujourd'hui
accorder une plus grande foi aux patentes nettes, parce que
les erreurs doivent être d'autant moins grandes, qu'elles
sont plus faciles à découvrir, par suite de l'admirable développement des relations commerciales.

Par la même cause, on arrivera à découvrir les vices secrets
des Lazarets, dont les réglements, souvent éludés, n'ont aucune uniformité par rapport à la durée et à la discipline des
quarantaines, »

Réponse. — Jusqu'à nos jours les patentes de santé déli-
vrées dans le Levant n'ont pu donner aucune certitude sur
l'état sanitaire du pays, parce qu'il n'y existe ni registres
mortuaires, ni médecins chargés de vérifier les divers genres
de mortalité. Les patentes de santé n'étaient donc rien autre
qu'une vaine formalité, et ne servaient qu'à ceux qui en
étaient porteurs.

Contre ce que dit la Commission, plus les communications
sont fréquentes et rapides, moins les patentes de santé méri-
teront de confiance, parce que les partances de navires se
succèdant à de brefs intervalles, l'autorité consulaire n'a jamais le temps d'être exactement informée si, dans la cité, il
y a ou non des cas de peste. D'un autre côté, la quantité des
marchandises étant plus considérable, et le nombre des passagers étant plus grand, les périls doivent augmenter en raison directe de cette multiplicité de rapports.

Les vices des Lazarets ne sont pas un secret : ils sont aussi patents que nombreux, et les documents que nous avons communiqués ne contiennent pas seulement de simples allusions, mais bien des preuves qui dévoilent tout ce que ces institutions ont d'usé, de défectueux et d'arbitraire.

6° *Conclusion.* — « Les expériences de la Commission russe tendant à démontrer l'efficacité du calorique sec de 50° à 60° **R**. pour désinfecter les hardes suspectes paraissent avoir été infirmées par le docteur Bô, de Gênes. La commission ajoute qu'il est difficile d'élever le calorique et de le faire pénétrer dans les grandes balles, que les objets sont très-détériorés par ce moyen, et qu'on connaît les pernicieux effets qui résultent sur l'organisme humain de l'usage des viandes, quoique cuites, d'animaux morts de fièvres carboniques. En conséquence le calorique n'est pas préférable, pour le moment, aux autres moyens déjà connus et expérimentés de désinfection. »

Réponse. — L'opinion du docteur Bô, de Gênes, par rapport à la désinfection, ne peut faire aucune autorité, parce qu'il n'a fait aucune expérience. Le docteur Henry, au contraire, qui en a fait de nombreuses, prouve, dans l'ouvrage qu'il a publié, que la chaleur neutralise infailliblement tous les virus et qu'elle n'altère ni les couleurs ni les tissus. Les expériences que la Commission quarantenaire russe a faites en Egypte relativement à la peste, qui n'avait pas été étudiée par le docteur Henry, sont complètes, exactes et authentiques, autant qu'on peut le désirer.

Cinquante-six individus de divers âges et de diverses nations, ont porté sur leur peau nue, pendant quinze jours, des effets compromis au dernier point, lesquels avaient été préventivement soumis pendant quelques heures à une chaleur de 50° à 60° R. sans pour cela avoir contracté la maladie.

La même expérience a été répétée à Odessa sur vingt individus, avec des effets pris en Egypte, et le résultat a été le même.

Tous les corps se mettent en rapport avec la température ambiante. Cette loi de la physique est confirmée par les expériences faites à Odessa, lesquelles prouvent qu'en quelques heures la chaleur pénètre dans les balles de laine et de coton les plus volumineuses.

Des faits semblables ne peuvent pas être détruits par les suppositions que le docteur Bô peut faire dans le loisir de son cabinet.

Il est encore reconnu aujourd'hui que la chair des animaux morts du charbon peut se manger cuite sans communiquer la maladie, et sans même être nuisible.

Nous nous étonnons que la commission ait ignoré cette opinion, qui est devenue celle de la majorité des médecins.

7° *Conclusion*. — « La contumace, après le dépouillement, doit s'étendre en général à deux semaines ; puisque la durée de l'incubation de la peste peut être de deux semaines. »

Réponse. — Nous avons déjà dit, en réponse à la seconde conclusion, que la durée de l'incubation n'est que de cinq ou six jours, et nous croyons donc que le temps de la contumace, après le dépouillement, ne doit pas dépasser ce terme.

8ᵉ *Conclusion*. — « Tant de questions restées sans réponses, dispensent de s'occuper aussi d'un projet de code uniforme, général, européen de quarantaines, proposé dans la neuvième question du Congrès de Lucques.

Le rapport finit par l'exposé d'une expérience projetée par le docteur Rossi et d'un projet présenté par le docteur Visetti. Il annonce la déclaration déposée dans les actes émanés du Congrès de la ferme volonté d'un magistrat et d'un médecin de se rendre, s'ils trouvent des compagnons, à leurs propres frais, dans les pays qui sont le siége ordinaire de la peste. Cela a excité tout le monde à procéder avec le dernier scrupule dans cette grave et délicate discussion, afin de ne pas laisser des matériaux imparfaits au Congrès de Gênes, dont la position rendra heureusement plus autorisees les conclusions qui en résulteront.

Le prince Bonaparte dit que les observations qu'il a recueillies dans ses voyages en Amérique, et les renseignements qui lui ont été fournis par divers médecins de cette contrée, lui permettent d'assurer la non-contagion de la fièvre jaune ; car, sur les médecins qui traitent cette maladie, un seul sur cent en a été atteint ; il conclut de là l'inutilité des quarantaines pour les navires provenant de l'Amérique. A l'appui de son opinion il ajoute qu'ordinairement dans les Lazarets on n'observe pas avec rigueur et selon les principes actuels de la science toutes les lois d'isolement et de désinfection qui seraient nécessaires pour empêcher la maladie de se communiquer sans pour cela que la fièvre jaune se soit répandue sur notre continent. Il eut lieu de s'assurer de l'existence de ce défaut de discipline sanitaire, lorsque, il y a plusieurs années, retournant de New-York, il dut subir une longue quarantaine dans le Lazaret de Livourne.

Arrivant à parler de la peste, il dit connaître certains faits, d'après lesquels le temps de la quarantaine devrait être considérablement diminué.

Le professeur Bufalini en prit l'occasion pour disserter

sur les lois qui régissent la contagion ; il résulta de son éloquent discours :

1° Que les médecins ont toujours été et sont encore en désaccord, dans les cas d'épidémie, pour savoir si la maladie est produite par des causes communes ou par des agents contagieux ; 2° que cela vient de ce que le seul fait de la maladie n'est pas suffisant pour éclairer le problème ; 3° que les maladies sporadiques, pendant l'imminence de la maladie contagieuse et tout le temps de sa durée, se laissent modifier dans le sens du mal épidémique et deviennent plus rares, lui cédant en quelque sorte le domaine ; 4° qu'une épidémie traîne souvent après elle d'autres maladies épidémiques, ainsi la variole et la grippe se répandirent en Europe après le passage du choléra ; 5° que, pour l'intelligence et l'explication des épidémies, on ne doit pas seulement calculer la seule contagion, mais encore les causes universelles qui y disposent ; sans elles la contagion ne produit que des cas sparodiques ; son extension épidémique réclame le concours de ces causes universelles. Il termina en cherchant à concilier les épidémistes avec les contagionistes, exposant aux premiers, que si parfois certaines maladies sont influencées par des causes communes, il ne s'en suit pas qu'elles soient tout à fait indépendantes de la contagion ; et aux seconds, que si parfois une maladie se répand en raison des contacts, il ne s'en suit pas qu'on puisse dire qu'elle se répand à cause des contacts. Il conseilla ensuite d'ajouter aux considérations des maladies populaires non seulement quand il y a épidémie, ou soit quand les causes extérieures y influent, mais encore en tout temps, les modifications des maladies sporadiques. »

Réponse. — Il ne sera pas possible de s'occuper d'un

projet de code quarantenaire européen, tant que ne sera pas décidée la question de la contagion ou de la non-contagion et celle de la durée de l'incubation. Le projet soumis par M. Rossi a été aussi mal compris que tous les autres documents, parce qu'il dit que les expériences sur la contagion de la peste ne peuvent pas être faites dans un pays où elle est endémique, et dans lequel elle se montre à l'état sporadique, et épidémique. Lorsqu'elle est sporadique, les contagionnistes eux-même, la considèrent comme non-contagieuse, et lorsqu'elle devient épidémique, il est impossible de distinguer ce qui est produit par l'action épidémique de ce qui est produit par la contagion.

La seule manière de sortir de cette difficulté est d'expérimenter en dehors du pays pestilentiel, dans un Lazaret de l'Europe. par exemple, ou dans une île déserte. Il se trouvera certainement des médecins qui voudront se soumettre à cette expérience. Il n'y en a aucun de ceux qui ont écrit les documents que j'ai envoyés en faveur de la non-contagion, qui refuserait de s'y prêter. Et certainement quand un aussi grand nombre de médecins s'offrent pour des expériences semblables, il faut convenir que leur conviction est aussi profonde que sincère.

Pour répondre à quelques personnes qui ont voulu émettre des doutes sur la sincérité de mon opinion, j'ajouterai qu'en 1841, lorsque la peste emportait au Caire plus de cent personnes par jour, j'avais auprès de moi ma femme et une jeune fille. Nonobstant, je visitais tous les jours un grand nombre de pestiférés, continuant toujours à vivre, sans user d'aucune précaution, au millieu de ma famille, et à prendre ma fille dans mes bras, ce que certainement je n'aurais fait qu'après dépouillement, si j'avais traité la variole, la scarlatine ou le typhus.

Il serait à désirer qu'une commission composée de médecins distingués fût envoyée en Orient pour y étudier la peste.
Il est singulier que des hommes qui veulent s'occuper à fond
de cette maladie ne cherchent pas à l'observer par eux-
mêmes.

Les réflexions de l'illustre Bufalini, quoique d'un ordre
très élevé, ne pouvaient éblouir des médecins, qui, comme
nous, se sont spécialement voués à l'étude de la peste.

Les conclusions que le prince de Canino tire pour la fièvre
jaune, nous les tirons pour la peste, et les abus qu'il signale
dans le Lazaret de Livourne, relativement au mode de purifi-
cation employé dans les quarantaines, pour les provenances
d'Amérique, existent à plus forte raison pour les provenances
du Levant.

Réflexions générales.

Nous voulons croire que la Commission ait examiné un à
un les divers documents qui lui ont été présentés, et qu'elle
ait l'intention de faire connaître dans leurs particularités les
motifs sur lesquels elle s'est appuyée pour prononcer son jugement, parce qu'on ne répond pas par une simple négation
aux fatigues et aux travaux consciencieux de trente-deux
médecins. Nous espérions que la Commission nous aurait
donné quelque encouragement, qu'elle nous aurait indiqué
une voie pour procéder à de nouvelles investigations, et
qu'elle aurait provoqué l'envoi sur les lieux d'une Commission médicale.

Nous demandons instamment que le rapport tout entier de
la Commission nous soit transmis, afin que nous puissions y
répondre avec connaissance de cause, et le plus tôt possible afin que nos observations puissent parvenir à temps au
prochain congrès de Naples.

Sans doute, l'opinion de neuf docteurs choisis dans la section de médecine du Congrès, pour s'occuper de la peste, a une valeur, mais elle ne peut contrebalancer celle de trente-deux médecins qui ont sur eux l'avantage d'avoir traité la maladie, ainsi la décision des premiers ne peut avoir force de loi ni produire une grande impression dans le monde médical. Du reste, le but que nous voulions atteindre par l'envoi de ces documents n'était pas d'obtenir une définition de la question, et encore moins d'exposer notre opinion à une condamnation sans appel. Bien plus, nous considérons comme non avenues les conclusions prononcées par la Commission, qui n'a pas seulement eu le temps matériel nécessaire pour lire avec attention, bien peser et discuter tous nos documents. Nous en appellons donc au prochain Congrès de Naples, où une nouvelle commission sera certainement nommée pour agiter la même question, de laquelle on comprend chaque jour davantage l'importance.

Nous faisons des vœux pour que les membres en soient plus nombreux et soient choisis parmi les sommités médicales de l'Italie.

Nous prions M. le Secrétaire de transmettre au Congrès de Naples tous les documents que nous avons envoyés à celui de Milan ; nous y ajouterons quelques nouveaux mémoires. De mon coté, j'aurai l'honneur d'envoyer à cette assemblée un examen critique de l'opinion du docteur Grassi, et la traduction d'un appendice du rapport du docteur Laidlaw.

Caire, 17 avril 1845.

CLOT-BEY

NOTE.

Nous recevons à l'instant de M. le Docteur Clot-Bey un tableau statistique ci-joint, extrait des registres authentiques du Lazaret d'Alexandrie, par les soins de M. le Docteur Grassi, médecin en chef de cet institut sanitaire. Après de nouvelles recherches faites par le même docteur Grassi, le coryphée des contagionnistes, il résulte que la peste ne peut dépasser le sixième jour sans donner des indices non équivoques de l'existence de la maladie, les contagionnistes et les anti-contagionnistes seraient par là mis d'accord sur un point important de la question.

Et enfin, toute dispute serait facilement terminée, si on commencait la quarantaine du jour de la partance des navires, comme cela se pratique en Autriche et en Angleterre. Ajoutez qu'il ne faut pas oublier qu'il est généralement admis que les rares cas d'une incubation plus longue ne méritent, en bonne logique, aucune confiance, car il n'y en a peut-être pas un seul qui soit véritablement certifié.

La réforme des quarantaines, considérée ensuite sous l'aspect social, a fait un nouveau grand pas dans la solennelle discussion qui a eu lieu récemment dans le sein de la chambre des députés de Paris.

Il faut lire le *Moniteur Universel* du 15 juin courant pour se faire une idée exacte de la manière dont ce thème a été discuté.

La chambre, adoptant la proposition de M. Fould, a, malgré l'opposition de quelques députés et de l'Intendance sanitaire de Marseille, montré solennellement son vif désir de voir définitivement modifié l'ancien système sanitaire, même pour les provenances du Levant. Enfin, il faut tenir compte de la promesse du ministre du Commerce de vouloir se conformer promptement aux deux grandes puissances susdites, lorsque le service direct des bateaux à vapeur sera établi entre Marseille et Constantinople.

L'Intendance sanitaire de Marseille, ne tenant compte que des avantages de sa position et de son commerce, continue à se montrer hostile à toute réforme, ne voulant pas accepter la loi souveraine du 20 mai dernier (ce qui ne doit pas étonner ceux qui connaissent l'indolence et les abus des vieilles institutions semblables), tandis que les autorités sanitaires de Malte ont aboli entièrement les quarantaines pour les provenances de Grèce et de Maroc. Quand aux provenances de Tunis, elles ne sont soumises qu'à une observation de trois à cinq jours. A Naples, on a ordonné les quarantaines pour la Grèce et pour le Maroc, et à Gênes, au contraire, on s'est tout de suite et sagement conformé au susdit décret. La Grèce a, elle aussi, discuté et adopté dans la dernière séance des Chambres la prudente réforme des quarantaines qui avait été proposée dans le courant de février aux méditations d'une Comission spéciale.

Nous lisons dans les journaux que M. Ségur-Dupeyron, inspecteur des établissements sanitaires de France, s'est embarqué à Marseille pour le Levant, le 22 juin. Ce dernier fait n'est pas indifférent par rapport aux circonstances présentes ; et on peut aussi noter que la ville de Marseille vient de demander à sa Société académique une nouvelle rélation sur la contagion. On me dit que la Société médico-physique de Florence a nommé une nouvelle Commission pour apprécier la valeur des mémoires et des réclamations du docteur Clot-Bey, par rapport aux conclusions déduites par la Commission du Congrès de Milan. Les personnes hostiles aux réformes quarantenaires, parmi lesquelles se trouvent quelques médecins distingués, maintenant que la question semble arriver vers une fin heureuse, se rapprochent de nos idées ;

plusieurs confessent courageusement, en changeant de langage, *qu'on ne s'entendait pas bien dans les termes,* mais qu'en substance ils ne furent jamais contraires à une sage et prudente réforme !... Un des plus valeureux anti-contagionnistes m'écrit à l'instant que les médecins italiens, malgré leur foi et leur attachement à la doctrine de la contagion, finiront par se rendre à la puissance de la raison et à l'évidence des faits, au moins par rapport aux points principaux de la question. Les quarantaines seront abrégées maintenant, et peut-être dans quelques années il ne se parlera plus des Lazarets. Un autre médecin français termine une de ses lettres par les paroles suivantes : « *Le gant est jeté de toute part par les anti-contagionnistes à leurs adversaires. C'est la philosophie qui défie l'obscurantisme ; n'en doutez pas, nous l'emporterons ! etc., etc.* (1).

Turin, le 27 juin 1845.   G. F. BARUFFI.

(1) Avec la publication du fascicule de juillet 1845, commence la 22me année de ces annales, exclusivement dédiée *à la Statistique, à l'Economie publique et au Commerce.* La question en vigueur sur les *Réformes des quarantaines* intéresse au plus haut point le commerce, et depuis l'origine des *Annales* (juillet 1824) on y parle et on y discute de toute matière qui puisse concerner le commerce.

Les deux articles qui ont paru jusqu'à maintenant dans *ces Annales sur la réforme des quarantaines,* sont appuyés sur de bonnes raisons, présentent des faits non équivoques, sont exposés avec modération, enfin tendent à provoquer la *réforme,* non des nécessaires mais des inutiles ordonnances, pour faciliter les relations commerciales du vieux et du nouveau monde. Ce ne sont pas les sarcasmes, les offenses et l'inexpérience qui produisent les utiles et indispensables réformes.

Sur les *réformes des quarantaines,* il faut peser aussi bien les réflexions des hommes d'une expérience reconnue qui professent l'art médical comme celles des voyageurs doués d'instruction dans les ouvrages qu'ils ont publiés et qui sont reconnus d'un savoir élévé. Ce sont justement les réflexions des uns et des autres qui ont fait adopter les diverses modifications quarantenaires actuelles, et nous croyons qu'au plus on publiera des ouvrages faisant connaître des faits positifs, plus aussi les *réformes* commencées seront avancées dans leurs entières perfections.   *(Le Compilateur)*

Etat des compromis de peste qui ont subi le dépouillement dans le lazaret d'Alexandrie, depuis l'année 1840 jusqu'à la fin de 1843.

INDIVIDUS COMPROMIS.

MOIS.	1840.		1841.		1842.		1843.	
	individus	familles.	individus	familles.	individus	familles.	individus	familles.
Janvier........	94	5	30	9	8	6	1	1
Février........	144	17	75	21	44	19	57	2
Mars........ ..	263	30	225	34	824	13	12	3
Avril..........	422	35	286	30	541	37	8	2
Mai...........	550	40	293	34	227	37	141	19
Juin.......... .	6	1	153	25	296	33	83	16
Juillet........	»	»	37	13	262	14	36	4
Août..........	»	»	14	8	11	5	7	1
Septembre.....	»	»	14	7	3	2	»	»
Octobre........	»	»	4	3	»	»	»	»
Novembre	»	»	26	4	1	1	»	»
Décembre......	25	6	7	3	»	»	»	»
	1,504	132	1,174	191	2,217	167	345	48

RÉCAPITULATION.

ANNÉES.	INDIVIDUS.	FAMILLES.
1840	1,504	132
1841	1,174	191
1842	2,217	167
1843	345	48
Totaux.....	5,240	538

Etat des cas de peste qui ont eu lieu après le dépouillement.

ANNÉES.	MOIS.	CAS de PESTE.	NOMBRE DES JOURS après le dépouillement	OBSERVATIONS.
1840.....	Février...	1	6.	De 1840 jusqu'à la fin de 1841, la période d'isolement, après le dépouillement, était de onze jours. Mais comme on a vérifié que chez tous les individus attaqués par la peste 8, 9 ou 10 jours après le dépouillement, la maladie s'était déjà déclarée avant le septième jour, la période de contumace fut réduite, depuis 1842, à sept jours pour les suspects qui subiraient par la suite cette mesure quarantenaire.
	Mars....	2	3. 3.	
	id......	1	3.	
	id......	1	2.	
	id......	1	4.	
	id......	1	4.	
	Mai......	2	3. 10.	
	id......	3	3. 3. 1.	
	id......	1	4.	
	id......	1	2.	
	id......	1	4.	
	id......	1	1.	
	id......	1	3.	
	id. ...	2	2. 3.	
1841.....	Mars.....	1	9.	
	id......	1	4.	
	Avril. ...	1	8.	
	id......	1	5.	
	id......	1	9.	
	id....	2	2. 2.	
	id......	2	2. 3.	
	id......	1	2.	
	id......	2	4. 6.	
	id......	1	1.	
	Mai.....	1	3.	
	id......	1	2.	
	Juin......	2	5. 3.	
	id......	1	2.	
1842.....	Février...	1	7.	
	Mai....	1	2.	
	Juin......	1	5.	
	id......	2	3. 1.	
1843.....	Juin......	1	7.	
		43		

Extrait des registres de la direction du Lazaret. — Alexandrie, août 1844.

Cet état m'a été communiqué par le docteur Grassi, médecin en chef du service quarantenaire d'Alexandrie. Extrait des registres du Lazaret, il mérite toute l'authenticité désirable. D'autre part, comme ce médecin n'applique pas ses théories à l'analyse des faits qu'il rapporte, son témoignage mérite une entière foi. Il en a envoyé une copie au Congrès scientifique de Milan, pour servir à préciser la durée de l'incubation de la peste, qu'il fixe au *maximum* à sept jours, et il déclare ensuite, dans la colonne des observations, que les cas d'incubation de 8, 9 ou 10 jours après le dépouillement sont inexacts, parce qu'on a vérifié que, dans ce petit nombre de cas, la maladie s'était déjà manifestée avant le septième jour. Cette annotation de M. le docteur Grassi est de la plus grande importance, parce qu'en restreignant la durée de l'incubation au dessous du septième jour, elle admet que cette incubation ne peut dépasser le sixième jour, sans donner des indices non équivoques de l'existence de la maladie, ce qui met d'accord les contagionnistes et les anti-contagionnistes sur ce point important de la question de la peste.

RÉFORME DES QUARANTAINES.

RÉFORME DES QUARANTAINES.

Lettre neuvième (1) adressée à M. Mathieu Bonafoux, docteur en médecine.

TRÈS CHER MONSIEUR,

Voici le point où est parvenue maintenant l'importante question de la réforme des quarantaines, laquelle, depuis le mois de septembre dernier, s'agite d'une manière véritablement sérieuse.

Le fait que quelques uns regardent comme le résultat définitif de la discussion, consiste dans l'édit souverain publié dans un des numéros du *Moniteur universel* du mois de mai dernier. Nous aussi, nous avons applaudi à la sage mesure de l'abolissement des quarantaines pour les provenances de la Grèce, du Maroc, de Tunis et des Antilles, et nous avons vu avec plaisir ce même édit occasionner une précieuse réforme semblable dans quelques-unes des parties de notre péninsule ; mais il nous est pénible d'ajouter que les raisonnements et les chiffres, spécialement de la relation qui sert d'exorde à l'édit, sont inexacts, ainsi que cela a été démontré par M. Alexis de Valon. L'étude attentive de la question et mon expérience de deux voyages en Orient, me confirment dans la profonde conviction où je suis de la nécessité de réformer le présent système sanitaire par rapport aux prove-

(1) La lettre huitième a été publiée dans les *Annali di statistica*.

nances de l'Egypte et de la Turquie, comme on l'a fait déjà en
Autriche et en Angleterre. Les journaux anglais, particulièrement le *Times*, ont démontré le peu de solidité des arguments du *Sémaphore* de Marseille et de tous les partisans de
de l'ancien système de quarantaines. En même temps
la cause des réformes acquiert chaque jour de nouveaux
adeptes parmi les médecins les plus éclairés, au nombre desquels, en sus de ceux que j'ai cités dans mes lettres précé-
dentes à M. P.-B. Ferrero (1) il faut joindre le docteur Hom-
bron, qui démontre, dans ses réflexions et ses observations
sur les fièvres épidémiques réputées tour à tour contagieuses et non contagieuses, que les Lazarets et les quarantaines
sont nuisibles à la Société. (Voir : *Compte rendu des séances
de l'Académie des sciences, n° 20, 10 mai 1845.*) Un autre
médecin de mérite, le professeur G. Raffaele, m'écrivit de
Naples que ceux qui tiennent encore pour les Lazarets et les
quarantaines, s'ils n'ont pas de motifs obliques, sont en ar-
rière de plusieurs siècles sur la science médicale. — Le Docteur Lévi criait lui aussi, il n'y a pas longtemps; mais devons-
nous avoir toujours des Lazarets pour des maladies supposées
contagieuses, quand nous n'en avons pas pour celles qui le
sont véritablement? Pour être bref, je me dispense de citer
d'autres lettres de médecins italiens instruits et renommés.
Et vous, cher docteur, vous n'ignorez pas que nos médecins
italiens sont en général contagionnistes, pour des raisons diverses auxquelles la position géographique de la péninsule
ne saurait être étrangère.

S. E. le Docteur Clot-Bey, qui vous envoie ses salutations

---

(1) Voir les divers numéros du *Messagiere torinese*, depuis le
mois de septembre dernier jusqu'à ce jour, et le dernier fascicule
inséré dans les *Annali di statistica*.

distinguées, m'a fait parvenir récemment du Grand Caire sa
réponse aux conclusions formulées par la Commission que le
Congrès scientifique de Milan avait chargée d'examiner les
documents relatifs à la peste et aux quarantaines. Cet écrit
important devant être envoyé au président du prochain
congrès : je me borne à ne vous en transmettre que les seules réflexions qui le terminent. Les voici :

« — Nous voulons croire que la Commission ait examiné
« et discuté un à un les divers documents qui lui ont été
« présentés, et quelle voudra bien nous faire connaître d'une
« manière particulière les motifs sur lesquels elle s'appuye
« pour prononcer son jugement. Car ce n'est pas par une
« simple négation qu'on détruit ce que trente-deux médecins
« ont accompli de travaux au prix de tant de peines et qu'ils
« ont décrits avec une vive et profonde conviction. Nous
« pensions, au contraire, que la Commission nous aurait
« encouragés, en nous donnant les moyens de faire de nou-
« velles recherches et en proposant l'envoi d'une Commis-
« sion médicale en Egypte.

« Nous demandons avec instance que le rapport entier de
« la Commission nous soit communiqué, pour y répondre
« avec pleine connaissance de cause, et en temps utile, afin
« que nos observations puissent arriver d'une manière op-
« portune au prochain Congrès. L'opinion de neuf méde-
« cins choisis dans la section de médecine du Congrès pour
« s'occuper de la peste, a certainement une valeur, mais elle
« ne peut pas contrebalancer l'opinion contraire de trente-
« deux médecins qui ont traité la maladie ; et la décision des
« premiers ne peut avoir force de loi, ni produire une gran-
« de sensation dans le monde médical. D'ailleurs, en envo-
« yant les susdits documents au Congrès, notre idée n'était
« pas d'obtenir la solution définitive de la question, et en-

« core moins de nous exposer à une condamnation sans ap-
« pel. Ainsi, considérant comme non avenues les conclu-
« sions prononcées par la Commission, laquelle n'a pas même
« eu le temps matériellement nécéssaire pour lire , exa-
« miner et discuter avec soin tous nos documents , nous en ·
« appelons au prochain Congrès, dans lequel on nommera
« certainement une nouvelle Commission pour agiter le
« même thème dont l'importance se reconnaît chaque jour
« davantage. Nous faisons des vœux pour que les membres
« de la Commission soient plus nombreux et qu'ils soient choi-
« sis parmi les *Sommités médicales de l'Italie.* Enfin, nous
« prions M. le Sécretaire de vouloir bien transmettre au
« prochain Congrès tous les documents que nous avons envo-
« yés à celui de Milan ; nous y joindrons quelques nouveaux
« mémoires, et, de mon côté, j'aurais l'honneur d'adresser
« à cette nouvelle réunion un examen critique de l'opinion
« du docteur Grassi , ainsi que la traduction d'un appendice
« de la relation du docteur Saidlau.
     « Caire, 17 avril 1845.

                              « CLOT-BEY. »

Ainsi, grâce à cette solennelle discussion, il devient chaque
jour évident que les précautions sanitaires *restrictives* actuelles, fondées sur le système ancien et erroné de Frascatoro ,
sont tout-à-fait illusoires. C'est le cas d'ajouter ici un argument nouveau et solide en faveur de la réforme quarantenaire
accomplie.

Les voyageurs et les marchandises qui arrivent de l'Europe dans les Inde s, après avoir traversé l'Egypte . ne sont
soumis à aucune formalité sanitaire , et sont , au contraire
immédiatement reçus en libre pratique , bien que le climat
des Indes soit plus apte que celui de l'Europe à développer le
germe des maladies contagieuses. Cependant l'état sanitaire

continue d'être excellent dans toutes les villes maritimes qui sont les plus exposées au fléau oriental.

Je conclus en vous transcrivant les paroles mémorables de la *Presse*, du 26 mai 1845, lesquelles résument l'opinion de divers médecins autorisés et de divers personnages éminents, dont la discussion présente m'a valu la précieuse correspondance, et au nombre desquels je suis heureux de compter quelques hommes d'Etat distingués.

— « Ce qui est nécessaire, c'est une réforme complète ; mais pour l'opérer, il ne faut pas que M. le Ministre du Commerce attende les rapports de l'Académie des sciences et de l'Académie de médecine, car il pourrait attendre fort longtemps ces rapports. La prudence n'est pas ce qui arrête ces savantes assemblées, c'est leur incompétence. Elles ne renferment pas dans leur sein un seul homme qui ait sérieusement étudié la question des quarantaines de la peste : c'est là ce qui les embarrasse et les empêche de se prononcer ; immobilité funeste, car pendant toutes ces lenteurs, les intérêts sociaux souffrent, etc... etc.... »

Recevez, très estimé Monsieur, cette lettre comme le témoignage de mon estime, en même temps que de ma gratitude pour toutes les bontés dont je vous suis redevable, et croyez-moi votre très affectionné serviteur.

G. E. BARUFFI.

Turin le 5 juin 1845.

P. S. — Le président, vivement excité par M. Aubert Roche, à l'occasion des modifications quarantenaires adoptées par le gouvernement français, invite de nouveau l'Académie à manifester le plus tôt possible son propre sentiment à l'égard des diverses communications relatives à la question de la contagion et des quarantaines. (Voir *Comptes rendus des séances de l'Académie des sciences*, **26 Mai 1845**.)

ANALYSE CRITIQUE

D'UN

RAPPORT DU DR SECONDO POLTO, DE TURIN.

ANALYSE CRITIQUE

D'UN

RAPPORT DU DR SECONDO POLTO

DE TURIN

Analyse critique des travaux de la Commission nommée par l'Académie Médico-Chirurgicale de Turin, sur l'invitation du Conseil Supérieur de Santé, pour examiner le rapport sur les quarantaines présenté au Parlement d'Angleterre, rédigé par le docteur Secondo Polto, secrétaire de la Commission. — Séances de novembre et décembre 1849.

Ce travail, à la fois académique et officiel, m'a paru d'une trop haute importance pour ne pas m'en occuper sérieusement. Il contient 98 pages, et a été imprimé en 1850.

Je n'entreprendrai pas de faire l'analyse complète de ce rapport ; car pour répondre à tous les raisonnements, à toutes les théories qui ont été soutenues, il faudrait écrire un ouvrage plus étendu que le rapport lui-même. Je ne relèverai que les conclusions que je crois en opposition avec les données de la science, et avec l'expérience que j'ai acquise sur la matière.

Je commence par les conclusions du rapport présenté à la commission anglaise par le docteur Polto, résumées en deux articles :

« 1° Que les quarantaines ne sont jamais suffisantes pour em-
« pêcher la propagation des maladies épidémiques. »

Non seulement insuffisantes, mais absolument impuissantes.

« 2° Que les mesures hygiéniques, mieux que les quarantaines
« actuelles, sont propres à éloigner une atmosphère pestilen-
« tielle. »

Les mesures hygiéniques sont tout aussi impuissantes que les quarantaines, et peuvent tout au plus atténuer les effets des épidémies.

Première déduction. « L'opinion des anciens qui croyaient que
« toutes les maladies épidémiques dérivaient de causes spéciales,
« et présentaient seulement des différences de formes, comme le
« typhus, la fièvre jaune, la scarlatine, etc., a été démontrée er-
« ronée par les modernes, qui attribuent, avec raison, à toutes
« ces affections la même origine et la même nature, quoique leur
« développement soit soumis à l'influence des climats et des cir-
« constances locales qui ne sont véritablement que les formes
« externes, variées de la maladie avec ses caractères propres. »

Les anciens avaient raison de penser que toutes les maladies épidémiques dérivent de causes spéciales, et c'est précisément la spécialité de ces causes qui produit la différence que chaque épidémie affecte. En effet, il n'est pas rationnel d'admettre que la constitution qui détermine la rougeole, la scarlatine, soit la même que celle qui donne naissance à la suette ou à la grippe, qu'un principe identique développe le choléra ou la pesté. Sous tous les climats, sous toutes les latitudes, on voit apparaître ces maladies avec les caractères qui leur sont propres.

Deuxième déduction. « Les épidémies dépendent de certaines « conditions, obéissent aux mêmes lois, infectent les localités « analogues, attaquent les personnes de la même classe et du « même âge. »

La première partie de cette déduction est vraie, mais on ne peut admettre que les épidémies obéissent toutes aux mêmes lois ; il est inexact de dire qu'elles attaquent les personnes de la même classe et du même âge. Elles peuvent avoir quelquefois des pré- férences, mais aucune condition n'en est absolument exempte ; dans certaines circonstances, elles frappent les classes et les âges qui avaient été précédemment épargnés.

Troisième déduction. « Leur intensité augmente ou diminue en « proportion directe des conditions hygiéniques et sociales. »
Le contraire a souvent lieu.

Quatrième déduction. « Les règles hygiéniques suffisent seules « à prévenir ou à éloigner certaines conditions au moyen des- « quelles une épidémie se propage, mais les quarantaines ne peu-

« vent jamais être une barrière pour arrêter ces conditions at-
« mosphériques, sans lesquelles aucune maladie, ni indigène, ni
« exotique, ne peut régner épidémiquement. »

Les meilleures règles hygiéniques sont impuissantes d'une manière absolue à prévenir une épidémie, à plus forte raison les
quarantaines.

Cinquième déduction. « La peste orientale, contre laquelle les
« quarantaines ont été établies, est une maladie essentiellement
« identique avec le typhus, dans ses causes et son développe-
« ment, mais modifiée et rendue plus intense par des particula-
« rités de climats et de conditions sociales. »

La peste n'est nullement identique avec le typhus ; certains
climats, il est vrai, sont plus propres que d'autres à son développement, mais on a vu la peste régner sous les latitudes les plus
opposées, et dans ces diverses contrées le typhus se développe
aussi et ne devient jamais la peste.

Sixième déduction. « Le véritable danger de la propagation
« de la peste ne consiste pas dans le contact d'un individu
« malade avec un individu sain, mais bien en exposant
« des objets susceptibles à l'action d'une atmosphère infecte,
« comme on voit se produire et se propager les fièvres ty-
« phoïdes. »

C'est encore une erreur qui assimile la peste au typhus et qui
confond l'action épidémique avec l'imprégnation miasmatique.

Septième déduction. « L'opinion, que la peste puisse se pro-
« pager par le moyen des marchandises, est entièrement dénuée
« de fondement, comme celle qui prévalait autrefois en Angle-
« terre que le typhus se répandait de la même manière. »

Cette proposition infirme la précédente et en est une véritable
contradiction puisqu'elle admet que la peste se propage en exposant des objets susceptibles à une atmosphère infecte, et que dans
celle-ci elle nie qu'elle puisse se propager par les marchandises.
Je ne pense pas qu'en Angleterre la généralité des médecins conteste que le typhus puisse se répandre par infection ; ce que j'admets : ce qui ne veut pas dire pourtant qu'il puisse former des
épidémies.

Huitième déduction. « Il paraît prouvé que les établissements
« quarantenaires n'atteignent pas le but pour lequel ils ont été
« créés, c'est-à-dire qu'ils sont impuissants à empêcher la propa-
« gation des maladies épidémiques ; ils causent en outre aux
« voyageurs de graves préjudices ; ils aggravent l'état de ceux
« qui pourraient être malades, sans utilité pour les autres qu'ils
« n'empêcheraient pas de contracter la maladie. »

Cette proposition est acceptable dans toute sa teneur.

Je suis forcé, pour caractériser ces deux propositions et les
huit déductions qui en sont tirées, de déclarer qu'elles sont éma-
nées d'une fausse doctrine, et entachées de choquantes contra-
dictions.

Je puis dire par anticipation que l'Académie de Turin, au lieu de réfuter ces propositions avec des arguments logiques, s'est égarée dans des sophismes d'une scolastique surannée.

Le docteur Polto, en écartant les causes infectantes et épidémiques comme productrices de la peste, s'efforce de nous révéler ses causes véritables, et voici comment il résout le grand problème :

1° *Elle est inoculable.*

Le rapporteur, méconnaissant la condition la plus essentielle à une inoculation, qui est l'existence d'un virus, franchit la difficulté et admet d'emblée ce virus, sans nous dire où il a pu le voir et le saisir.

J'ai suffisamment démontré plus haut que dans la peste, dans la fièvre jaune, le choléra, il n'y avait pas de pustules. Quant aux faits d'inoculation antérieurs à la peste de 1835, je les ai rapportés dans mon ouvrage et appréciés à leur juste valeur. Je n'y reviendrai pas.

Ceux de 1834 et 1835 qui se sont passés sous mes yeux, je puis en parler en connaissance de cause, puisque personnellement je me suis inoculé du pus et du sang de pestiféré. Je dois ajouter qu'en faisant ces expériences, je n'avais d'autre but que de répéter celles qui avaient été faites, mais d'une manière plus exacte et plus rigoureuse, sans y attacher d'ailleurs aucune importance, car d'une part j'inoculais sans virus, et d'une autre part j'agissais sur des sujets soumis à l'influence épidémique qui pouvait les frapper, et donner aux résultats de ces inoculations une valeur apparente qu'elles n'avaient pas en réalité.

2° *Elle se transporte hors de son propre centre et de son lieu d'origine.*

Notre érudit confrère ne se donne pas la peine d'examiner si les pestes qui ont eu lieu en Europe du xe au xixe siècle, ont été réellement transportées, ou si elles se sont développées d'elles-mêmes. Il accepte l'hypothèse de l'importation comme un fait certain, et son principal argument est que la peste n'est pas *indigène*. D'après le même principe, il prétend sans doute aussi que le choléra a été importé de l'Inde en Europe, par quelque voyageur, dans une malle ou un ballot de marchandise. Mais avant 1847, bien des voyageurs, des malles et des ballots étaient arrivés des rives du Gange, sans nous apporter le choléra. Le docteur Polto veut lui conserver sa propriété contagieuse pendant un voyage de 4,000 lieues, oubliant que les communications les plus fréquentes à de très petites distances ne peuvent pas la transmettre. Qu'il me suffise de lui citer un fait qui s'est passé dans son pays. En 1835, le choléra décimait la population de Livourne ; 30,000 personnes fuient à Pise, qui n'en est éloignée que de trois lieues ; un grand nombre meurent ou guérissent de la maladie, et pas un seul habitant de Pise n'est atteint du choléra.

« La croyance à la contagion de la peste, dit le docteur Polto, est une vérité incontestée en Italie. » Cela ne prouverait rien, car dans quelques parties de la Péninsule, on croit aussi la phthisie pulmonaire contagieuse à l'égal de la peste. Cette croyance est encore plus répandue en Espagne. La faute, il faut le dire, n'en est pas aux populations, mais aux hommes de la science qui ont accrédité ces erreurs.

« Ce transport, dit encore le docteur Polto, sera une vérité « *palpable, même aux aveugles,* quand j'aurai démontré par « l'histoire, ce qui est facile, l'exoticité de la maladie. »

Il est vrai que les aveugles n'ont pas perdu la faculté de toucher ni d'entendre ; ils peuvent parfaitement comprendre que la peste est une maladie exotique parce qu'elle ne règne pas habituellement en Europe.

Nous ne contestons point que la peste soit endémique en Orient, qu'elle puisse, quand elle se déclare sur un point de cette contrée, étendre son influence sur les pays voisins, même en Europe.

Le rapporteur donne comme preuve à l'appui de son opinion que personne n'admet que la peste se soit jamais déclarée spontanément en Europe.

L'érudition du docteur Polto lui fait défaut dans cette circonstance ; je le renvoie à l'histoire des pestes, de Papon, qui n'est ni un médecin, ni un anti-contagioniste.

Quant « aux causes extérieures semblables à celles que l'on re- « connaît comme productrices de la peste en Orient, » je demanderai au docteur Polto, si jamais la science, à l'aide de tous ses moyens, a pu apprécier les conditions qui disposent à telle ou telle autre épidémie, et si pendant le règne d'une épidémie, on peut distinguer quelques différences avec les états normaux.

Le rapporteur insiste beaucoup trop pour chercher à prouver

que la peste n'est pas une maladie indigène. Mais il n'a pas besoin d'employer tant d'arguments puisque personne ne le lui conteste, pas plus pour le choléra que pour la fièvre jaune. Mais que des épidémies de cette nature ne puissent s'étendre de leurs lieux d'origine à l'Europe, ou même s'y déclarer accidentellement d'une manière spontanée, c'est ce que toute sa logique ne saurait faire croire.

Il conclut en ces termes : « Si la peste n'est pas indigène en « Europe, elle ne peut y être venue, ni y venir que par importa- « tion. » C'est là une singulière déduction, que d'admettre que l'exoticité est une preuve de contagion ; je la livre sans commentaire aux hommes de la science.

3° « *La peste ne se propage que par communication.* »

Sans suivre l'auteur dans sa longue digression sur ce point, je lui réponds par un argument sans réplique.

Les maladies essentiellement contagieuses, telles que la petite-vérole, sont impuissantes, quoi qu'on fasse, à former une épidémie avec des cas isolés. Prenez des varioleux, dans un point ou règne une épidémie de petite vérole ; transportez-les là où cette épidémie n'existe pas, vous donnerez la variole à quelques individus, vous formerez même un foyer, mais jamais vous ne développerez une épidémie. Comme contre-épreuve, enlevez tous les varioleux d'une ville, d'une province, et vous n'empêcherez pas la petite vérole d'y régner épidémiquement ; il en sera de même du choléra et de la fièvre jaune que le docteur Polto considère aussi comme des maladies contagieuses. Apportez des pestiférés, et il en est arrivé dans les lazarets et hors des lazarets, jamais ces cas isolés n'ont formé des épidémies.

Le rapporteur examine si la peste à l'état sporadique est aussi contagieuse qu'à l'état épidémique. Il regarde l'affection, dans ces deux états, comme identique par sa nature. S'appuyant sur l'opinion de Sarcone, il considère que presque toutes les épidémies ont eu pour origine des cas isolés : par conséquent il veut que les précautions soient les mêmes pour la maladie sporadique que pour la maladie épidémique. Je demande pardon à la mémoire de l'illustre médecin napolitain de renverser son argument, mais je dis d'une manière absolue que jamais les cas sporadiques ne produisent des épidémies, et je demande au docteur Polto s'il en est autrement pour le choléra.

Dans l'incertitude de l'existence d'un virus dans la peste, le docteur Polto va jusqu'à le comparer pour son mode de communication à la syphilis, à la rage, à la gale. Peut-on assimiler des choses aussi matérielles, aussi visibles, avec une entité, un principe dont rien ne démontre l'existence ?

Le rapporteur s'efforce d'expliquer le mode de transmission, et on voit qu'il éprouve de grandes difficultés pour résoudre ce problème. Il se trouve tiraillé entre le virus et le miasme : ne sachant auquel se vouer, il finit par les accepter tous les deux ; c'est prudent sans doute, mais c'est loin d'équivaloir à une démonstration, c'est plutôt la négation de l'un et de l'autre principe. Voici comment :

La législation sanitaire est fondée sur l'existence d'un virus.

C'est la doctrine professée par tous les contagionistes purs ; l'action miasmatique est entièrement repousssée. Aussi le rapport a-t-il combattu l'infection à outrance, comme étant le propre des affections typhoïdes. D'une autre part, il admet l'existence d'un virus qu'il compare au virus syphilitique, rabique, mais à ceux-ci il n'ose donner la propriété de se propager par miasmes et de produire des épidémies.

Le docteur Polto nous dit enfin son dernier mot sur l'*agent morbide, terrible feu de pestilentielle infection*, et le définit ainsi : « Un concours, une accumulation, une quantité d'effluves, émanations ou miasmes, comme on voudra les appeler, qui, sortis « par les voies exhalantes des pestiférés, et ramassés dans l'air « qui environne le malade, y demeurent suspendus ou dissous, « toujours prêts à impressionner l'organisme exposé à un contact, « pas trop tardif cependant. »

Voilà une bien longue phrase pour une plus longue définition qui ne définit rien et qui prouve encore moins. Jusqu'à présent nous sommes à attendre la démonstration de ce fameux virus que nous ne voyons pas apparaître, et que cependant le docteur Polto a prétendu être inoculable ; il finit par nous asphyxier dans des miasmes, des émanations, des effluves, mots dont nous n'admettons pas la synonymie. Ces miasmes n'attaquent pas, selon lui, l'homme seulement, mais ils peuvent se communiquer encore aux hardes, aux marchandises, et à tous les objets qui se trouvent dans l'atmosphère ambiante.

Passant à la manière dont l'*élément pestifère* peut s'introduire dans l'économie, le rapporteur admet sans difficulté qu'il arrive par les voies digestives, pulmonaires, ou par l'absorption cutanée.

Voilà que le virus est devenu volatil !

Poussant plus loin l'argument, « ces miasmes respirés par un homme sain peuvent en sortir, dit-il, tout aussi empoisonnés qu'ils y sont entrés, se communiquer sans altération à d'autres individus, ou se déposer sur les hardes, les marchandises, qui, à leur tour, sont aptes à communiquer la maladie à l'homme. »

Le docteur Polto dédaigne de s'appuyer ici sur les documents de l'histoire ; d'où il résulte qu'on ne trouve pas, dans une période de trois cents ans, un seul exemple que les marchandises aient jamais donné la peste dans les lazarets, pas même les milliers de balles de coton qui ont été transportées en Europe pendant les épidémies de 1834, 1835, 1839, 1841, 1842, 1843. Ce coton, qui avait subi l'influence de la constitution pestilentielle, a été cueilli, emballé, embarqué par des hommes dont beaucoup avaient été atteints de la peste, qui avaient encore des bubons et des charbons en suppuration. Eh bien, ce coton a été ouvert dans les lazarets par les portefaix, pas un brin n'a échappé aux mains des artisans qui l'ont mis en œuvre, et pas un seul individu en Europe n'a eu la peste !...

Le docteur Polto trouverait dans les écrits de ses compatriotes, des faits analogues. François Pona dit, dans son histoire de la grande contagion de Vérone de l'année 1630, que « une chose « qui fut observée et qui fut digne d'admiration, c'est que parmi

« tant d'employés et tant d'hommes, vulgairement appelés *puri-*
« *ficateurs*, qui maniaient à chaque instant ces mêmes hardes sur
« lesquelles avaient couché et étaient morts des pestiférés, IL NE
« S'EN INFECTA PAS UN SEUL, expérience contraire à tant de dis-
« cours et à tant de raisonnements que fait l'intelligence humaine
« et qui fait dire avec Hypocrate qu'il y a de caché dans les ma-
« ladies un je ne sais quoi de divin. »

Il dédaigne également les grands faits que j'ai rapportés dans
mon ouvrage et dont quelques-uns sont rappelés dans ce mémoire, pour en citer un qui n'a aucune valeur, et je ne conçois
pas comment un médecin ose l'invoquer. Le voici :

« Deux condamnés à qui Bulard avait fait revêtir des chemises
de pestiférés ont eu la peste ; un en est mort. Le rapporteur
ajoute : « qu'un pareil fait est tellement décisif en faveur de la
« transmission médiate, que s'il n'y avait que celui-là dans l'his-
« toire de la science, il suffirait à lever toute incertitude dans la
« solution du problème. »

La réfutation est simple. Sans me souvenir du fait, je l'accepte
tel qu'il est rapporté par Bulard, bien que tout ce qui vient d'une
pareille source soit fort suspect. Mais une semblable expérience,
faite pendant une épidémie, dans un hôpital de pestiférés, ne
prouve absolument rien. Je n'ai pas accordé plus de valeur aux
inoculations faites sur autrui, ni à celles que j'ai pratiquées sur
moi-même. Bulard en était bien persuadé quand il a revêtu,
lui aussi, la chemise d'un pestiféré, au degré le plus aigu de la
maladie, et qu'il l'a gardée sur la peau pendant quarante-huit

heures. Ce fait, qui est des plus authentiques, puisqu'il s'est passé dans l'hôpital du Caire en présence de cent personnes, le docteur Polto n'en dit rien. Je puis en parler, car c'est le même pestiféré qui m'a fourni du pus de son bubon pour me pratiquer six piqûres, ou plutôt six incisions dont trois au pli de l'aine droite, et trois à la partie interne du bras gauche sur lesquelles j'ai appliqué un plumasseau chargé de pus. Je répéterai ce que j'ai dit plus haut, que je n'attachais aucune importance à ces épreuves, parce qu'elles n'en avaient, en effet, aucune. On aurait pu leur attribuer quelque valeur si l'inoculation avait déterminé sur les points inoculés des phénomènes pestilentiels. Mais rien de semblable ne s'est produit. Ainsi ce fait de Bulard, qui prouve tant, ne prouve rien aux yeux des hommes éclairés et impartiaux.

Les quatre faits cités par le docteur Grassi, et rappelés par le docteur Polto, n'ont pas plus de signification que les précédents, puisque la peste règnait à Alexandrie. Je me borne à cette simple réfutation.

Le rapporteur attribue la peste de Noïa, en 1815, aux infractions des quarantaines ; il ne nous dit pas si ce sont les mêmes circonstances qui l'ont apportée en Dalmatie à cette même époque. N'est-il pas naturel que deux pays qui ne sont séparés que par un étroit bras de mer soient sous l'influence des mêmes causes, sans avoir recours à des explications toujours reproduites quand il s'agit de peste, comme les tribus de nègres, de sauvages, qui veulent toujours voir l'influence des génies malfaisants dans les maux qui leur arrivent.

Cette histoire de Noïa nous fournit des arguments contre la contagion. Ainsi la peste est en Dalmatie : quoi de plus naturel qu'elle vienne à Noïa ? On prend des mesures extraordinaires pour la resserrer dans la ville, on creuse deux fossés, on place un double cordon et une croisière du côté de la mer ; peine de mort à qui franchit le cordon ; on tue les animaux, on brûle les marchandises ; il ne manquait plus que de brûler la ville et ses habitants comme plus sûr moyen de faire cesser la peste. Malgré tout, elle dure *huit mois*, plus qu'elle ne règne ordinairement.

Peut-on raisonnablement louer l'emploi de mesures pareilles, plus terribles cent fois que la peste même ? Et encore nous ne parlons pas de tous les actes d'égoïsme, de cruauté qui ont dû s'y commettre. On n'est parvenu qu'à accumuler de nouveaux maux sur cette population en la plaçant dans les conditions hygiéniques les plus défavorables, et à enregistrer autant de morts causées par le typhus ou la misère que par la peste. Qu'on ne se vante pas que de pareilles mesures ont empêché le fléau de se répandre hors de Noïa, si toutefois il y est resté concentré.

Le rapporteur se plaît à me mettre en scène et en contradiction avec le docteur Grassi, notamment pour le fait de Saint-Jean-d'Acre, auquel j'ai répondu suffisamment dans mon ouvrage. Je comprends sa sympathie pour son compatriote, pour un aussi fervent contagioniste, qui le dépasse même, s'il est possible : car le docteur Grassi nie que la peste se produise en Egypte ; il veut qu'elle y soit toujours apportée, et qu'elle s'y répande par le moyen des *animalcules*. Le rapporteur me permettra de lui dire que mon témoiguage et celui de cinquante autres médecins tout aussi dignes de ce nom que le docteur Grassi ont bien aussi quelque valeur.

Enfin le rapport conclut en admettant, outre les opinions qui précèdent, que la peste est *coercible*, c'est-à-dire qu'elle peut être saisie, renfermée, emprisonnée, détruite au moyen des mesures quarantenaires, et il appuie cette dernière déduction par des faits qui se sont passés en Egypte en 1835 : ceux de Guizeh, Choubrah, école de Tourah, Ateir-el-Nébi, école polytechnique de Boulac, faits que j'ai cités moi-même, que Bulard' a dénaturés, et que le docteur Polto préfère aller chercher ailleurs que dans mon ouvrage. C'est par trop me faire injure que de suspecter ma bonne foi pour donner créance aux assertions d'un Bulard et d'un Hammont qui, par parenthèse, n'étaient médecins ni l'un ni l'autre.

Pour ne dire qu'un mot sur la valeur de ces faits, il faut que l'on sache bien que dans tous les établissements publics, dans toutes les maisons qui se soumettent à la séquestration, dès qu'un iudividu a seulement le soupçon d'une indisposition, il est immédiatement mis hors de l'enceinte réservée. De cette manière, on comprend qu'il est facile de proclamer que personne n'est mort pendant la durée de la quarantaine. Témoin les casernes d'Alexandrie que l'on a citées comme exemptes de la peste, tandis que M. Aubert-Roche recevait à l'hôpital de Ras-el-Tin 300 pestiférés provenant de ces mêmes casernes.

On veut que les trois cas de peste qui ont eu lieu dans la

quarantaine de Choubrah, la plus rigoureuse de toutes, soient dus à une infraction, et l'on ne tient pas compte de ceci : que 400 hommes qui étaient à l'extérieur pour former le cordon, et en libre communication avec tout le monde, n'ont pas eu plus de cas que ceux qui étaient renfermés. Voilà comment on expose les faits, et comment on induit en erreur ceux à qui on les présente.

L'histoire de la peste de Messine en 1743, que cite le docteur Polto, et d'après lequel un pilote aurait introduit la maladie dans la ville par des hardes, et causé la mort de 45,278 individus, est aussi peu démontrée que l'introduction de la peste, en 1720, à Marseille. En vérité, on ne comprend pas que des esprits sérieux puissent admettre une communication qui serait aussi rapide que celle de la foudre, et qui suppose des contacts non interrompus entre toute une population. Quant à l'immunité dont jouirent les villages de Taormino et de Millazo, peut-on dire raisonnablement qu'elle a été due à l'absence de communications ? Sans doute les habitants ne se sont pas enfermés au premier cas de la maladie ; et s'il n'a fallu qu'un vêtement pour donner la peste à la Sicile entière, comment admettre qu'il n'y ait eu aucun contact avec les habitants de ces deux villages ? Et d'ailleurs ne voit-on pas, dans toutes les épidémies, des villes qui en sont exemptes, à côté d'autres qui sont décimées ? J'ai cité des exemples.

Le rapporteur termine sa série de preuves par des faits empruntés à l'histoire de la peste d'Odessa en 1837, trois cas introduits dans le lazaret de la Spezzia, et trente-trois importations dans celui de Marseille ; et il conclut que ces établissements ont toujours eu pour effet d'arrêter la peste dans leur enceinte, et d'empêcher sa propagation au dehors.

J'ai déjà répondu amplement à ces faits dans le cours de mon mémoire. Singulière logique ! Quand la peste se déclare hors des lazarets, les contagionistes allèguent des infractions aux quarantaines, et quand elle n'en sort pas, ce sont les lazarets qui ont empêché la formation d'une épidémie.

En résumé, je crois avoir démontré que le rapport de la commission anglaise n'est pas plus dans le vrai que la réfutation de l'Académie de Turin ; le premier en se basant exclusivement sur le système de l'infection, la seconde sur l'hypothèse de la contagion. Ils n'auraient pas erré s'ils avaient envisagé la doctrine de l'épidémie d'une manière philosophique, en prenant pour guide les immortels écrits du père de la médecine, car les progrès de la science moderne n'ont rien ajouté au τοθεῖον du divin vieillard de Cos.

Marseille. — Typ. Arnaud, Cayer et Comp., rue Saint-Ferréol, 57.

EXAMEN CRITIQUE

D'UN

MÉMOIRE DE M. LE DR FOSSATI

INTITULÉ

CONTAGION

1850

L'auteur de cet opuscule est un Italien, plus littérateur que médecin, qui a résumé les opinions généralement admises par ses confrères de la Péninsule. C'est la doctrine des germes, renouvelée du Moyen-Age, dans toute sa pureté, à laquelle le docteur Fossati a donné de l'extension.

Je me crois obligé de combattre son hypothèse des germes et des animalcules, parce que son mémoire ayant été inséré dans le *Dictionnaire de la Conversation et de la Lecture*, peut avoir le grave inconvénient d'accréditer parmi les médecins et les personnes éclairées, des croyances que je crois aussi erronées que dangereuses.

Je vais examiner successivement, mais d'une manière très ra-

pide, les 32 paragraphes dans lesquels le docteur Fossati a ren-
fermé tous les points de sa doctrine.

Dans le 1er, il définit ce qu'on doit entendre par contagion
médiate et immédiate.

Dans le 2e, il déplore que les médecins ne soient pas d'accord
sur ce sujet, ce qui fait trop souvent négliger les mesures sanitaires qui pourraient préserver les populations des épidémies.

Dans le 3e, il espère faire cesser cette divergence d'opinions
en indiquant mieux qu'on ne l'a fait jusqu'à présent « ce qu'on
« doit entendre par contagion, et quelles sont les maladies que
« l'on doit regarder comme contagieuses. »

Dans le 4e, l'auteur compare les médecins modernes qui nient
la contagion, aux Pyrrhoniens : « Il suffit pour toute réponse,
« dit-il, de leur citer la petite vérole, la syphilis, la gale. » Mais
le cher docteur fait une injure gratuite à ses confrères qu'il appelle extravagants et mauvais observateurs. Car, que je sache, il
n'en existe aucun qui nie le caractère transmissible de ces maladies. Il ajoute : « Les maladies contagieuses sont toutes celles qu¹
« reconnaissent pour cause la contagion. » Singulière définition !
C'est comme si l'on disait que les aveugles sont ceux qui n'y
voient pas.

« Il ne faut pas conclure de cette définition qu'une maladie
« pour être regardée comme contagieuse doit attaquer de toute
« nécessité chaque individu exposé à la contagion. »

Quel est le médecin, je le demande, qui ignore une pareille vérité ? J'établis comme un principe que dans les maladies essen-

tiellement contagieuses, ceux qui sont exposés au contact sans être atteints, sont l'exception ; tandis que dans les maladies épidémiques, c'est le plus grand nombre qui est épargné.

Au 5ᵉ paragraphe : « Toute contagion résulte manifestement, « dit l'auteur, d'une substance matérielle. » Cela est vrai pour les maladies virulentes, la petite vérole, la vaccine, la gale, la syphilis.

Je ne suivrai pas l'auteur dans ses 6ᵉ, 7ᵉ, 8ᵉ et 9ᵉ paragraphes sur l'origine des virus, leur existence prolongée, les conditions de leur absorbtion ; il veut avec Platon et autres que « les conta- « gions existent en nature de tout temps comme les papillons, « les mouches, les fourmis. » Si l'auteur reconnaît que les contagions ont existé de tout temps comme les insectes auxquels il les compare, pourquoi ne reconnait-il pas qu'il n'est plus nécessaire de supposer que le principe contagieux, primordial se conserve indéfiniment et qu'il est latent en attendant des circonstances favorables pour qu'il puisse éclore, se développer et se répandre ? La même puissance qui l'a formé une première fois, n'est-elle pas toujours apte à le créer ?

Arrivé au 10ᵉ paragraphe, il parle de l'importance qu'il y a à établir « une différence exacte entre les maladies épidémiques et « les maladies contagieuses. »

Au 11ᵉ, il dit : « Les différences sont que les maladies conta- « gieuses ne se communiquent que par contact médiat ou im- « médiat ; l'air n'en est pas le véhicule. Les maladies épidé- « miques, au contraire, ont pour cause des principes qui se

« trouvent dans l'atmosphère. » Il en fait deux classes : « Celles
« qui sont dues purement au changement de température, à l'é-
« tat électrique de l'atmosphère, à l'humidité ou à la sécheresse,
« telles que les affections catarrhales, les rumathismes et autres ;
« et les maladies qui reconnaissent pour cause un principe mor-
« bide suspendu dans l'air : ce principe est appelé miasme ; la
« fièvre intermittente et pernicieuse, la fièvre jaune appartien-
« nent à cette classe de maladies. »

Si ces différents états hygrométriques, magnétiques, sont propres à produire les épidémies de ces maladies pourquoi nier que
des combinaisons météorologiques ne peuvent pas être la cause
d'épidémies présentant d'autres caractères que ceux de la première classe ? C'est une étrange confusion de comparer la fièvre
intermittente à la fièvre jaune ; la première a sa cause dans les
marais, les effluves ; elle n'est jamais épidémique, tandis qu'on
ne peut pas assigner à la fièvre jaune une origine terrestre et
qu'elle a le caractère épidémique.

Au 12ᵉ, 13ᵉ, 14ᵉ, 15ᵉ et 16ᵉ paragraphe, l'auteur déclare que
l'on ignore la nature du virus contagieux, ce qui lui fait accepter
d'emblée la théorie des nomenclatures. Il s'appuie sur les écrits de
Varron, Columelle, Valisnieri, Kircher, Lancizi, Fabry, etc., etc.
Je ne pense pas qu'on doive sérieusement disputer à l'auteur
l'existence de ses animalcules favoris, qu'il déclare pourtant n'a-
voir jamais vus.

Les 17ᵉ, 18ᵉ, 19ᵉ et 20ᵉ paragraphes établissent que « les
« contagions fébriles ne se reproduisent pas ordinairement dans

« le même individu ; que deux maladies contagieuses fébriles
« n'ont pas lieu ordinairement à la fois, tandis que les maladies
« contagieuses non fébriles laissent le champ libre au développe-
« ment de toute autre maladie contagieuse ; qu'une espèce de
« contagion détruit dans le corps l'aptitude à contracter une autre
« contagion. »

Comme ce sont toujours les animalcules auxquels tous ces phénomènes sont attribués, le docteur Fossati se complait à voir ces
parasites se combattre, s'entre-détruire, avec plus ou moins de
courage, plus ou moins d'intelligence, par une sorte de stratégie,
et c'est le corps humain qui est le champ de bataille de ces évo-
lutions.

Au paragraphe 21e, il assigne les temps, les lieux où la contagion se produit ; au 22e, c'est la différence respective de la com-
municabilité des virus ; le 23e, traite de l'incubation des virus,
des germes, des animalcules, ce qui est synonyme pour l'auteur.
« Certains ne demandent que quelques heures pour apparaître,
« d'autres des années, et il faut toujours des circonstances parti-
« culières pour les faire éclore. »

Au lieu de toutes ces hypothèses, de tous ces raisonnements,
comment une pensée toute simple, toute naturelle, ne se présen-
te-t-elle pas à l'esprit de l'auteur ? Dans le principe, qui est-ce
qui a produit le premier germe, le premier virus, la première
contagion ? Il a bien fallu que les causes préexistassent en dehors des individus et pourquoi ces mêmes causes ne produiraient-
elles pas encore aujourd'hui les mêmes effets ?

L'auteur passe ensuite, dans le paragraphe 24ᵉ, aux moyens de se préserver : « Le premier, dit-il, dans une épidémie de mala- « die contagieuse sera d'éviter le contact des malades, et des « corps qui ont été en contact avec eux. » Mais, comme tout le monde ne peut pas se soustraire au contact, il conseille d'employer les préparations qui contiennent « du soufre, du mercure, « de l'antimoine, l'arsenic, le camphre, etc., etc. »

Voyez-vous, par exemple, dans une épidémie de choléra, les personnes saines s'isolant des malades, se parfumant, se frottant : ce serait à la fois un spectacle bien triste et bien ridicule.

Au paragraphe 25ᵉ, ce sont des conseils hygiéniques que tout le monde connaît.

Au paragraphe 26ᵉ, il est question des moyens qui doivent être pris par les gouvernements : « Ces moyens, dit-il, chacun « les connait, ce sont les cordons sanitaires ; c'est d'empêcher « que ni hommes, ni animaux, ni matière quelconque passent « d'un pays infecté à un pays sain. »

L'auteur reconnait que ces mesures sont toujours insuffisantes, qu'il n'y a pas possibilité d'empêcher les communications. Mais, renonçant alors au blocus, il veut qu'on fasse à ses animalcules, une guerre intérieure, qu'on les traque, qu'on les cerne partout où ils se sont réfugiés.

Au paragraphe 27ᵉ, l'auteur dit : « Par des mesures sanitaires « bien exécutées on peut parvenir à dompter dans un pays, une « épidémie contagieuse, ou pour le moins à préserver le plus « grand nombre des habitants d'en être atteints. »

Peut-on dompter ce qui n'est ni visible ni saisissable, des combinaisons, des phénomènes qui se passent dans l'atmosphère, dans l'air que nous respirons ? Tout cela n'est-il pas au-dessus de la puissance humaine ?

L'auteur avoue cependant que la nature fait pour cela plus que l'homme ; qu'il suffit d'un changement de vents, de modifications dans l'état électrique, thermométrique, hygrométrique, et se livre à ce sujet, à des considérations fort raisonnables.

Enfin l'auteur arrive dans les 28e, 29e, 30e, 31e et 32e paragraphes au traitement des affections épidémiques, où je me dispense de le suivre, car il faut bien l'avouer, la thérapeutique des maladies épidémiques est aussi peu avancée que la connaissance de leurs causes primitives, de leur essentialité.

Je livre ces observations à l'appréciation de ceux qui s'occupent sérieusement de la question des épidémies et de la contagion.

Les bons esprits jugeront ce qu'il y a de vrai, de rationnel dans le système des germes, des virus, des animalcules, comparé aux sublimes et philosophiques doctrines du père de la médecine.

D'ailleurs, M. Fossati, n'ayant jamais rencontré dans sa pratique un seul cas de peste, aurait dû se dispenser de publier ses théories sur cette maladie. Mais, malheureusement, la plupart de ceux qui écrivent sur la peste ne sont que des rêveurs qui ont fait leurs études, non au chevet des malades, mais dans le silence du cabinet.

CALAMITÉS

ENFANTÉES

PAR LA CROYANCE EN LA CONTAGION.

CALAMITÉS

PAR LA CROYANCE EN LA CONTAGION

Dans l'antiquité et même dans les premiers temps du Moyen-Age, on n'a jamais cru à la contagion de la peste. Ce ne fut qu'en 1547, que Fracastor, célèbre médecin de Ferrare, auteur d'un poème latin intitulé *Syphilis*, tomba dans cette funeste croyance. Le pape Paul III fut induit en erreur en prêtant foi aux opinions de ce médecin et en autorisant les membres du concile réunis à Trente, où règnait la peste, de se rendre à Boulogne. Fracastor ayant dit que la maladie qui règnait à Trente se gagnait même par le simple regard, les prélats qui composaient le concile quittèrent cette malheureuse cité.

C'est depuis cette époque que la croyance en la contagion s'est étendue de proche en proche et à fini par devenir générale.

Cette terreur a produit des sentences iniques, des jugements ridicules, des supplices atroces. Elle a donné lieu à des mesures barbares qui se sont perpétuées jusqu'à nous.

En 1530, un nommé Caddor, accusé de semer la peste, fut tenaillé, décapité et écartelé ; en 1545, un nommé Lentille mourut, pour la même cause, dans les tourments de la question.

En 1559, le parlement de Toulouse condamna à être brûlés vifs, à petit feu, certains individus qu'on accusa de propager la peste. Dans le Quercy et l'Albigeois on fit subir le même supplice à d'autres individus accusés du même crime.

« En 1581, est-il dit dans un arrêt notable du parlement de Toulouse, les Parisiens, ayant aperçu que la peste augmentait dans leur ville, par la méchanceté de telles gens qui semaient la peste par le moyen de pourritures, emplâtres et autres infections, obtinrent permission du roi de tuer, sans forme de procès, ceux qui seraient trouvés commettant tels actes, pour servir de terreur aux autres (1). »

Dans la peste de Milan, en 1629 et 1630, des malheureux

---

(1) Il n'est pas étonnant qu'on admît à cette époque la croyance à la contagion, puisqu'on croyait à des choses bien plus extraordinaires encore. Pour se faire une idée là dessus on peut lire une brochure intitulée : *Des marques des Sorciers et de la réelle possession que le diable prend sur le corps des hommes,* publiée à Lyon, en 1644.

Cette brochure raconte le procès de l'*abominable et détestable sorcier Louys Gaufridy,* qui fut exécuté à Aix, par arrêt de la Cour de Parlement de Provence, après que sa qualité de sorcier fut *dûment* constatée par les rapports des sieurs Jacques Fontaine, Louis Graffy et Mérindol, tous trois docteurs médecins, légalement assistés de Pierre Bontemps, chirurgien anatomiste de l'Université d'Aix.

furent accusés d'avoir répandu la maladie dans la ville, au moyen d'un onguent fait avec des matières pestilentielles, dont ils enduisaient les portes des maisons. Un jugement fut rendu contre eux, et ils furent condamnés, les uns à être noyés, d'autres à avoir la tête tranchée, quelques uns à périr par le feu, tous enfin à subir les plus épouvantables supplices (1).

Mais sans remonter aussi loin, il suffira, pour juger des effets de cette croyance, de jeter les yeux sur ce qui se passe autour de nous. Aux premiers cas qui surgissent dans une ville pestiférée, aux premiers mots de contagion, chacun veut fuir, chacun s'isole. Soudain le commerce a cessé ses relations, le honteux égoïsme étouffe tout lien de famille, tout sentiment de philanthropie. Là ce sont des malades, objet d'horreur et d'effroi, traînés sur la place publique par des parents et par des amis ; ici c'est le fils qui repousse sa mère, le mari qui fuit sa femme, l'épouse qui abandonne son époux.

Dans le Levant la doctrine de la contagion, soutenue et propagée par les Européens, n'a tendu jusqu'à présent qu'à produire des calamités semblables, et à renouveler ces scènes de désolation. Non seulement l'effroi s'est répandu dans les différentes classes de la société franque, il s'est encore emparé de quelques médecins, et leur a fait oublier leurs devoirs et leurs serments. Il s'est communiqué aux ministres de la religion ; ils se sont enveloppés dans des manteaux de toile cirée, et ont administré l'hostie sainte au bout de longues pinces d'argent. Malgré les six ou sept cents

(1) Voir la gravure ci-après.

morts par jour, et un bien plus grand nombre de pestiférés, le Caire ne présentait point l'aspect d'une ville désolée ; il était loin de nous offrir le tableau effrayant qu'on nous a transmis des pestes de Venise, de Milan et de Marseille.

Après avoir dépeint le chrétien contagioniste, comparons-lui le musulman qui ne croit point à la contagion.

Quand la maladie se déclare, l'enfant de Mahomet se soumet aux décrets de la Providence, reconnaît la main de Dieu et se tait. Il vaque à ses affaires, continue ses relations avec ses parents et ses amis ; la mère n'abandonne point son enfant, l'épouse pleure sur le lit de son époux expirant, et le fils ne fuit pas les derniers embrassements de son père. Au lieu de ces tableaux d'horreur que j'ai retracés plus haut, ici tout est calme, tout respire le dé-vouement. On ne voit pas des cadavres abandonnés, les rues, les places encombrées de morts et de mourants.

Si les musulmans sont sans crainte en présence de la peste, et forment à cet égard un contraste si frappant avec les Européens, c'est qu'ils ne croient pas à la contagionabilité ; c'est qu'ils sont persuadés de cette vérité, que le contact est impuissant pour pro-duire l'affection, et non pas, comme on l'a prétendu à tort, parce qu'ils sont sous l'influence d'un fanatisme outré. Chaque être a l'instinct de sa conservation, et il répugne de croire qu'un peuple entier y ait manqué de tout temps ; car de tout temps les Orien-taux ont eu, comme le prouvent les écrits qu'ils nous ont laissés, les mêmes idées sur la peste. S'ils avaient reconnu à la maladie le caractère contagieux, ils auraient fui devant elle, comme ils fuient devant le fleuve qui déborde, devant l'incendie près de les atteindre. « Nous avons touché des pestiférés, disent les musulmans, nous avons assisté nos pères, nos parents et nos frères, nous avons couché dans leurs lits, et nous n'avons pas contracté la maladie. Pourquoi, si la peste est véritablement contagieuse, fait-elle périr tant de Francs qui sont en quarantaine ? » On voit que toutes les lumières de la raison ne viennent pas des nations occidentales, et que ces peuples, que la civilisation n'a pas encore polis, sont exempts de beaucoup de nos préjugés.

Ce que je viens de dire des musulmans à propos de la peste s'applique parfaitement à ce qui se pratique aux Antilles, pour la fièvre jaune, et dans l'Inde pour le choléra.

Ils sont bien aveugles, bien imprudents, ces hommes qui, par irréflexion, en s'appuyant sur des faits qui n'ont que l'apparence de la vérité et que la science et le sens commun repoussent également, s'efforcent d'accréditer de pareilles croyances en Europe à l'égard du choléra, dont des milliers de preuves ont démenti la contagionabilité ! Voudraient-ils donc exposer les pays civilisés à donner encore le spectale des temps de barbárie, porter la terreur dans ces âmes généreuses qui, dans les temps malheureux que nous avons traversés, ont adouci les effets du fléau par la plus ardente charité et le plus beau dévouement ?

Explication de la gravure.

La gravure dont nous donnons la reproduction est relative au procès des *Untori*, et elle a été publiée dans le goût grossier de l'époque, pour augmenter l'horreur qu'inspiraient les condamnés.

La scène représente l'endroit de Milan appelé *la Vedra*, qui était encore de nos jours, le lieu destiné aux exécutions publiques. A droite on aperçoit la coupole de San-Lorenzo, et à gauche devant une colonnade, on voit un canal qui est *la Vetabia*. Au premier plan, à droite, se trouve la colonne infâme, qui fut érigée sur l'emplacement qu'occupait la boutique de Mora. Elle était située près de San-Lorenzo, à l'entrée de la rue appelée la *Vedra de Cittadini*, et précisément à l'endroit où se trouvent actuellement, d'un côté, la pharmacie *Porati*, et de l'autre, une maison portant le numéro 3499, contenant une boucherie et d'autres magasins.

Le dessinateur a retracé, de son mieux, les costumes du temps, et n'a été que trop fidèle dans la reproduction des supplices. De plus, une note explicative de l'époque, que nous traduisons ci-après, indique, au moyen de lettres reproduites dans la gravure, les diverses phases des tourments infligés aux *Untori*.

A   Le barbier Jean-Jacques Mora et le commissaire Guillaume Piazza, placés sur un char élevé, sont tenaillés sur les places publiques.
B   Sur le cours dit *Il Carrobbio*, on leur coupe la main droite.
C   Devant le Palais de Justice, ils sont dépouillés de leurs vêtements et mis à nu.
D   On leur brise, avec la roue, les os des jambes, des côtes et des bras.

E La roue sur laquelle ils sont attachés est élevée au bout d'un mât, où ils restent exposés vifs pendant 6 heures.

F Ils sont égorgés.

G Ils sont brûlés.

H On jette leurs cendres dans le fleuve.

I On démolit, jusque dans ses fondements, la maison du barbier, et on élève, sur son emplacement, une *colonne infâme*.

L Une inscription est placée pour rappeler l'évènement. Les mêmes peines sont infligées à Jérôme MIGGLIAVACCA dit le FORBICIARO, à François MANZONE dit BONAZZO et à Catherine ROZZANA, seulement on ne démolit pas leur maison.

M Jean-Baptiste FARLETTA, étant mort en prison, est brûlé en effigie, parce qu'on n'a pas pu exécuter la sentence prononcée contre lui.

N Le pestiféré Jean-Paul PIGOTTA est conduit du Lazaret au cours de la porte *Vercellina* où il est pendu par un pied.

O Après être resté ainsi pendant quatre heures, il est arquebusé par le bourreau.

P Jacques MAGANZA, Jean-André BARBERO, Jean-Baptiste BIANCHINO, Martin RECALCATO, Gaspard MIGGLIAVACCA fils du FORBICIARO, et Pierre-Jérôme BERTONE sont exposés sur la roue et immédiatement égorgés.

Marseille. — Typ. Arnaud, Cayer et Comp., rue Saint-Ferréol, 57.

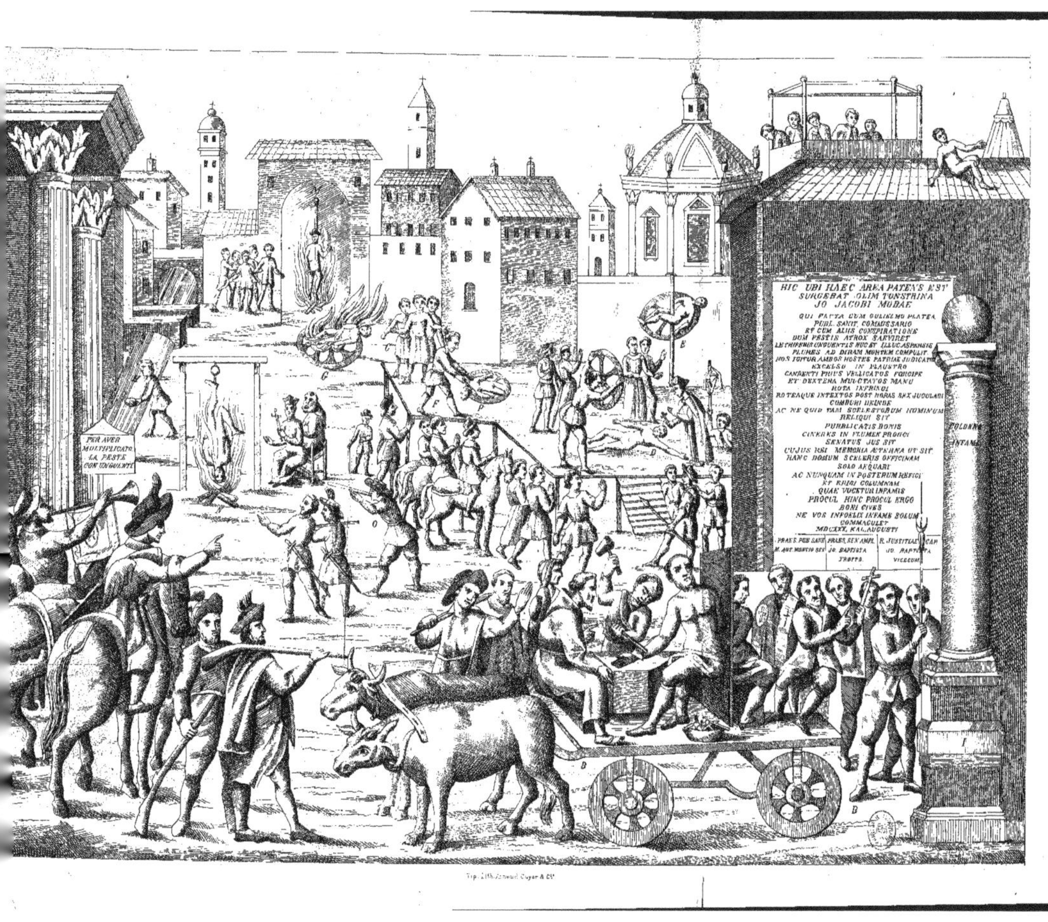

PER AVER
MOLTIPLICATO
LA PESTE
CON UNGUENTI

HIC UBI HAEC AREA PATENS EST
SURGEBAT OLIM TONSTRINA
JO JACOBI MORAE
QUI FACTA CUM GULIELMO PLATEA
PUBL. SANIT. COMMISSARIO
ET CUM ALIIS CONSPIRATIONE
DUM PESTIS ATROX SAEVIRET
LETHIFERIS UNGUENTIS HUC ET ILLUC ASPERSIS
PLURES AD DIRAM MORTEM COMPULIT
HOS IGITUR AMBOS HOSTES PATRIAE JUDICATOS
EXCELSO IN PLAUSTRO
CANDENTI PRIUS VELLICATOS FORCIPE
ET DEXTERA MULCTATOS MANU
ROTA INFRINGI
ROTAEQUE INTEXTOS POST HORAS SEX JUGULARI
COMBURI DEINDE
AC NE QUID TAM SCELESTORUM HOMINUM
RELIQUI SIT
PUBBLICATIS BONIS
CINERES IN FLUMEN PROIICI
SENATUS JUS SIT
CUJUS REI MEMORIA AETERNA UT SIT
HANC DOMUM SCELERIS OFFICINAM
SOLO AEQUARI
AC NUNQUAM IN POSTERUM REFICI
ET ERIGI COLUMNAM
QUAE VOCETUR INFAMIS
PROCUL HINC PROCUL ERGO
BONI CIVES
NE VOS INFOELIX INFAME SOLUM
COMMACULET
MDCXXX, KAL. AUGUSTI
PRAES. PUB. SANIT. PRAES. SEN. AMPL. R. JUSTITIAE CAP
M. ANT. MONCIO SEN. JO. BAPTISTA JO. BAPTISTA
TROTTA. VICECOM

COLONNA
INFAME

QUELQUES MOTS

LA PESTE DE MARSEILLE

(1720)

QUELQUES MOTS

SUR LA

PESTE DE MARSEILLE

(1720)

Marseille a été particulièrement visitée par de nombreuses épidémies de peste. En effet, depuis 1383, époque de la fondation des lazarets dans cette ville, ce fléau s'est montré en 1505, 1506, 1507, 1527, 1530, 1547, 1557, 1558, 1580, 1586, 1587, 1630, 1649, 1650 et 1720.

L'épidémie de 1720 est restée surtout mémorable, à cause des grands ravages qu'elle fit et de la terreur encore plus grande qu'elle inspira.

A son apparition, des cordons sanitaires et autres mesures vexatoires retinrent les habitants prisonniers dans l'enceinte de leur cité. Il fut même défendu, sous peine de mort, de franchir les barrières autour de la ville. Et voilà comment la peste fit de si grands ravages au milieu d'une population désolée que le reste de la famille humaine semblait avoir repoussée de son sein !

On a cru , bien à tort, que la peste de 1720 avait été apportée par le navire appelé le *Grand-Saint-Antoine*, capitaine Chataud, venant des côtes de Syrie. Or, cette importation n'est point prouvée ; elle est même démentie par une lettre d'un médecin de cette époque, imprimée en 1721, c'est-à-dire une année seulement après la peste, quand les faits passés pouvaient encore être démentis, s'ils eussent été inexacts. Cette lettre est de Deidier, professeur à la Faculté de Montpellier, et envoyé à Marseille par ordre du roi. Elle est accompagnée d'un certificat des docteurs Robert et Rimbaud, témoins du fait rapporté par l'auteur,

« Le navire du capitaine Chataud, soupçonné d'avoir
« apporté la peste de Saïda. n'arriva à Marseille que le 15
« mai 1720. Cependant, Mlle Augier mourut de la peste dans
« cette ville du 19 au 20 avril. Du 3 au 4 mai, Mlle Courtaud,
« femme d'un négociant, eut un charbon pestilentiel. Le 20
« dudit mois de mai, une femme, nommée Rose, demeurant
« rue Servian, quartier Saint-Jean, eut la peste avec bubon
« au pli de l'aîne droite. Quoique le navire du capitaine
« Chataud fût arrivé le 15 mai, il est constant que toutes les
« marchandises furent envoyées en quarantaine, et qu'au-
« cun des passagers du vaisseau ne fut admis dans la ville
« que le 14 juin. Cependant, dans la nuit du 1er au 2 dudit
« moi, Mlle Cauvin mourut de la peste, Gaspard André,
« maître d'école, grammairien, demeurant dans la rue du
« Prat, eut un bubon pestilentiel,

« Ce sont là certainement toutes les véritables marques de
« la peste de Marseille que nous avons vues dans toute la
« ville, et que nous voyons tous les jours dans l'hôpital du
« Jeu-de-Mail. »

Quant à la transmission de la même maladie par le contact, elle est également repoussée par le Dr Deidier, ainsi que par ses collègues Chicogneau et Verny, professeurs de Montpellier, qui furent également envoyés à Marseille par ordre du roi. Ces médecins restèrent un an entier à Marseille. Ils purent, par conséquent, observer la maladie pendant toute sa durée. Notez que c'étaient des hommes, très-remarquables, très-instruits, surtout Chicogneau, qui fut, depuis, pendant de longues années, premier médecin du roi. Eh bien ! ces hommes, ni dans la pratique, ni dans la théorie, ne reconnurent à la peste le caractère contagieux. Dans la pratique, ils soignèrent de nombreux malades, les touchèrent, *s'assirent sur des lits de pestiférés*, et firent des ouvertures de cadavres sans prendre aucunes précautions. Dans la théorie, c'est-à-dire dans les ouvrages qu'il publièrent en relatant le résultat de leurs observations, ils se déclarèrent anti-contagionniste.

On peut s'en convaincre par la lecture du grand ouvrage de Chicogneau, intitulé : *Traité des causes, des accidents et de la cure de la peste*, imprimé à Paris, par ordre du roi en 1774. On lira aussi avec beaucoup de fruits, un plus petit ouvrage, intitulé : *Observations et réflexions propres à confirmer ce qui est avancé par MM. Chicogneau, Verny et Soulier, dans la relation du 10 Octobre 1720, touchant la nature et le traitement de la peste de Marseille*, imprimé à Aix par ordre de M. le marquis de Vauvénargues.

N'est-il pas remarquable de voir que ce sont précisément ceux que les circonstances ont mis aux prises avec le fléau qui repoussent la doctrine de la contagion, tandis que cette doctrine est acceptée et propagée au contraire par les hommes qui n'ont jamais été témoins de la maladie dont ils parlent. Il est donc raisonnable d'admettre avec Chicogneau, Verny et Deidier : 1° que la peste de 1720 n'a pas été importée à Marseille par un navire ; 2° qu'elle n'était pas contagieuse.

En 1721, il parut à Lyon, un traité par M. Pestalossi,

médecin agrégé au collège de Lyon, intitulé : *Avis de précautions contre la maladie contagieuse de Marseille.* Dans ce
petit volume de 203 pages, dédié au duc de Lorraine, l'auteur se montre très-respectueux envers Chicogneau qui *poussait la charité jusqu'à s'asseoir sur les lits des malades,* étant
bien convaincu de la non-contagionnabilité de cette maladie.

Une quantité prodigieuse de livres ont été écrits jusqu'à nos
jours sur la peste de 1720, par des intendants, des médecins,
des échevins et des personnes complètement étrangères à la
science. Si l'on voulait réfuter tous ces ouvrages, il faudrait
des volumes entiers; je me bornerai donc à citer quelques-uns
d'entre eux qui jouissent encore d'une réputation qu'ils ne
méritent pas, car ils n'ont jamais pu observer la peste. Tels
sont : Fodéré, Baume, Robert, Anglada et quelques auteurs
marseillais étrangers à la médecine, membres de l'Académie
des belles lettres de Marseille, MM. Laforêt, par exemple, et
Autran, qui ont tenu à propager récemment les vieilles idées
de la contagion parmi le public marseillais. Au lieu d'être
utiles à leurs compatriotes, ils leur ont été funestes.

L'ouvrage de M. Laforêt est écrit d'une manière remarquable. On y retrouve à chaque page l'imagination brillante
et poétique de l'auteur. Cependant je crois qu'on peut con-
tester l'opportunité d'une pareille publication, qui a été lue à
l'Académie de Marseille, et qui m'a été adressée par l'auteur,
à l'époque où le choléra sévissait dans notre ville.

Il est regrettable aussi, au point de vue de la science,
qu'un homme sérieux, qu'un écrivain d'un pareil mérite,
fasse servir son talent à la propagation des vieilles erreurs
contagionniste. La doctrine de la contagion est funeste aux
peuples, chez qui elle répand sans profit la méfiance et la
peur. Le temps est venu, je crois, de la repousser avec énergie
au nom de la civilisation et dans l'intérêt de l'humanité.

C'est, poussé par cette considération, que je viens publier aujourd'hui ces quelques mots sur la peste de 1720. Heureux si ma grande expérience, en pareille matière, peut être de quelque utilité à mes compatriotes!

Le mémoire de M. Laforêt n'était d'aucune utilité, car on possède un arrêt de S. M. Louis **XV** qui renferme tous les détails sur la peste de 1720, ordonnance publiée dans le *Mercure historique* du mois de novembre 1720 que je conserve précieusement dans ma bibliothèque. Trois pages de ce volume et 26 articles sont consacrés à la promulgation de cet édit, qui caractérise une époque complètement entichée des idées contagionnistes.

Marseille. Typ. et Lith. Arnaud, Cayer et C., rue Saint-Ferréol, 57.

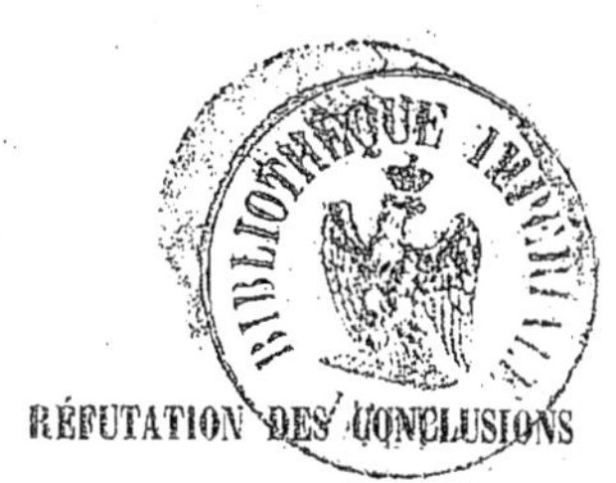

RÉFUTATION DES CONCLUSIONS

DU

CONGRÈS SANITAIRE DE CONSTANTINOPLE.

RÉFUTATION DES CONCLUSIONS

DU

CONGRÈS SANITAIRE DE CONSTANTINOPLE

———oo✠ooo———

Le grand événement qui vient de se produire en Europe, est le congrès sanitaire de Constantidople, ordonné par les différents gouvernements et composé de vingt-un médecins et de trois diplomates. Ce congrès a publié dernièrement ses conclusions au sujet du choléra.

J'avais terminé ma dernière publication sur cette maladie et je ne croyais pas être obligé de reprendre la plume pour ce même sujet ; mais, au terme de ma vieillesse, je dois faire des vœux pour que les hommes réellement savants s'occupent sérieusement de ces questions qui ont le plus grand intérêt au point de vue humanitaire.

Je transcris ici les conclusions de ce congrès et je les réfuterai ensuite :

« Le choléra naît dans l'Inde et les caravanes de pélerins
« ne le transportent qu'à la Mecque. Il ne peut être transmis
« que par les hommes et jamais par l'air dans quelque état
« qu'il se trouve.

« Il est transmissible par les malades, les effets à usage,

« même par les marchandises et les animaux vivants, les
« chiens, les chats, etc. . . .

« Les cadavres qui ont succombé au choléra peuvent, dans
« certains cas, le transmettre.

« La meilleure et la plus forte barrière contre l'invasion
« du choléra, ce sont les déserts.

« Le choléra se propage toujours avec une vitesse égale à
« celle que met l'homme lui-même dans ses pérégrinations.
« Les navires et les chemins de fer sont les moyens qu'il
« affectionne le plus pour son transport. »

Je n'admets aucune des conclusions du congrès sanitaire,
et je suis persuadé qu'un grand nombre de médecins, vrai-
ment dignes de ce nom, partageront pleinement ma manière
de voir.

Il n'est nullement démontré que la contagion s'accomplisse
par les personnes : ce sont, au contraire, les courants atmosphériques qui transmettent ces maladies réputées contagieuses. Ainsi, lorsque le choléra éclate, les quatre cinquiè-
mes des individus atteints n'ont jamais eu aucun rapport avec
les cholériques. J'ai donné assez souvent des preuves à
l'appui de ce que j'avance, dans mes divers mémoires sur
cette affection, pour n'être pas obligé d'y revenir. Cependant,
je ne puis m'empêcher de citer le fait suivant : Lorsque le
choléra régnait à Livourne, trente mille habitants s'enfuirent
à Pise, sans qu'il y eût un seul cas de choléra dans cette
dernière ville.

La seconde conclusion n'est qu'une répétition de la première ; je ne m'y arrêterai donc pas. Je ferai seulement
remarquer combien il est absurde de croire que des *chiens*,
des *chats*, etc., puissent transmettre le choléra !

C'est une erreur populaire qu'on accepte au congrès et c'est
en Egypte que j'ai eu si souvent occasion de voir les effets de

ce préjugé. Dans les maisons en quarantaine, au Caire, on faisait la chasse aux chiens, aux chats, aux oiseaux et même aux rats.

Les cadavres n'ont jamais transmis cette maladie, car tous les médecins des hôpitaux ont fait des autopsies de cholériques, sans avoir jamais été atteints par le fléau.

Quant à dire que la meilleure barrière contre l'invasion du choléra est constituée par les déserts, c'est oublier que les steppes de l'Asie n'ont pu empêcher cette terrible affection de se propager de l'Inde jusqu'à Saint-Pétersbourg. Il n'est pas nécessaire de citer mille autres exemples de ce genre.

Le congrès sanitaire, dans sa dernière conclusion, admet que le choléra ne marche pas plus vite que les navires et les chemins de fer. Nous avons pu voir, cependant, à Marseille, des cas de choléra, avant que des navires venant des pays où régnait cette maladie, fussent arrivés dans notre port. Le même fait s'était produit dans la peste de 1720. Lorsque le capitaine Chataud, venant de Syrie, est arrivé à Marseille, on avait déjà observé, depuis plus d'un mois, des cas de peste dans la ville.

J'espère que les conclusions de ce fameux congrès ne seront pas prises au sérieux par les Gouvernements, et que l'on ne reviendra pas, pour le régime sanitaire, aux vieilles institutions du moyen-âge.

Qu'on se rappelle donc que, depuis des siècles, le choléra règne dans les Indes, et cependant les navires, les caravanes et enfin tous les voyageurs qui allaient visiter ce pays ne l'avaient jamais rapporté en Europe. Ce n'est qu'en 1830 que cette maladie s'est montrée pour la première fois dans nos contrées sans qu'il soit nullement démontré qu'elle y ait fait invasion par contagion. Ce sont les hommes timorés, les trembleurs qui ont bâti la doctrine contagionniste. Les Indiens

*

étaient parfaitement convaincus de la non-contagionnabilité du choléra. Il en est de même des médecins anglais, habitant les Indes, qui ont toujours professé des idées contraires à la contagion. Les médecins Européens au contraire, qui n'avaient jamais observé cette maladie se hâtèrent de construire des théories en faveur de la contagion du choléra.

Depuis 1830, cette maladie a visité très souvent notre continent Européen et des milliers d'ouvrages ont propagé dans le monde les erreurs grossières des doctrines contagionnistes.

Il était bien plus simple de comprendre la marche des épidémies cholériques se faisant par les courants atmosphériques, de la même manière que les autres épidémies de nature différente, telles par exemple que le catarrhe bronchique, la coqueluche, la grippe, le croup, la rougeole, et même la phthisie qui est encore considérée comme contagieuse par certains médecins italiens et espagnols.

Je ne dois pas m'occuper à collectionner tous les ouvrages importants qui ont prouvé la non-contagionnabilité du choléra. Il faudrait des milliers de volumes pour relater tout ce qui a été dit à ce sujet.

Il suffira de lire le petit mémoire de M. le professeur Loude sur les quarantaines, mémoire qui démontre, à l'article choléra, toutes les absurdités des doctrines contagionnistes.

Il est très singulier que ce soit Constantinople qu'on ait choisi pour étudier le choléra, alors que cette maladie à régné en France, à Paris, même en Italie et dans bien d'autres pays plus civilisés que la Turquie; qu'elle a été très bien observée et a fourni l'occasion à de nombreux rapports aux diverses sociétés et académies savantes.

C'est sans doute à cause des diverses maladies prétendues contagieuses qui règnent dans le Levant ; mais on aurait dû penser que les observateurs, dans ce pays, sont entourés de préjugés et sont sous l'impression d'un grand nombre d'erreurs grossières accreditées dans le peuple.

Le Gouvernement vient d'accorder satisfaction, par un récent décret, au fameux congrès sanitaire de Constantinople dont les conclusions sont toutes en faveur de la contagion, puisque ses membres prétendent que le choléra peut être transmissible par les chiens, les chats, les rats, etc. Cette opinion est, sans contredit, une réminiscence des croyances que l'on professe, à Constantinople, au sujet de la peste. Comme j'ai passé cinq années consécutives parmi des pestiférés, en Egypte, de 1845 à 1850, j'ai pu assister bien souvent à la guerre acharnée que l'on faisait à coups de fusil à ces inoffensifs animaux, voire même aux oiseaux qui étaient aussi accusés de transmettre la peste.

Par un évènement fâcheux, le Nord de la France et particulièrement Amiens, est, en ce moment-ci, aux prises avec le choléra. Les contagionnistes sont bien déconcertés, car il leur est difficile d'expliquer l'épidémie actuelle par des communications maritimes, venant de la Mecque par l'intermédiaire d'Alexandrie.

On doit admirer le dévouement des hommes haut placés qui vont porter des consolations aux malades atteints de choléra. Cependant ce sont les médecins qui occupent les premières positions dans une cité qui doivent porter les premiers secours ; et le principal devoir est de disperser immédiatement les habitants d'un quartier ou d'une maison plus particulièrement éprouvé par la maladie. Il est démontré, en effet, que dans toutes les épidémies, le fléau s'abat plus particulièrement dans certains points de la ville, ravageant tout un côté d'une rue et respectant l'autre. C'est alors qu'on doit conseiller aux habitants d'abandonner la ville pour se réfugier à la campagne. On doit même créer des asiles éloignés, des campements, par exemple, pour y placer les malheureux et les mettre ainsi à l'abri du fléau. Il faut aussi augmenter le nombre des médecins, des prêtres pour qu'aucun habitant ne manque des secours de l'art et des consolations de la religion. Enfin la charité publique doit alors s'exercer sur la plus grande échelle possible.

Il est évident que dans de pareilles circonstances, les idées contagionnistes sont des plus funestes puisqu'elles conseillent de séquestrer les individus et qu'il est démontré, au contraire, que le meilleur moyen d'éviter le choléra est de s'éloigner du pays infecté.

QUELQUES MOTS

SUR

LA FIÈVRE JAUNE.

QUELQUES MOTS

SUR

LA FIÈVRE JAUNE

La fièvre jaune a régné de toute antiquité dans les Antilles, mais en Europe (Espagne et Italie), elle n'a fait invasion que très récemment et on ne l'y a vue que très rarement ; mais la terreur qu'elle a produite ne peut se comparer qu'à celle qui est occasionnée par une épidémie de peste. Il est inutile d'ajouter que des erreurs nombreuses se sont montrées encore au sujet de cette maladie.

Les partisans de la contagion acceptent de bonne foi tous les exemples, authentiques ou non, qui peuvent, selon eux, démontrer la contagionnabilité de la fièvre jaune. Mais on ne doit pas s'en tenir aux faits qui sont racontés par des personnes étrangères à la médecine : on doit avoir recours, au contraire, pour s'instruire, sur ce sujet, aux lumières et à l'expérience des médecins qui habitent les Antilles et des médecins Européens qui sont allés étudier la maladie sur les lieux et qui ont exposé leur vie pour la découverte de la vérité.

Le Dr François, qui a étudié la fièvre jaune dans les Antilles, soutient que cette maladie n'est point contagieuse. Voilà ce qu'il raconte dans son ouvrage :

« Nous n'avons vu que trop souvent, dans les hôpitaux, placer un soldat, atteint d'une maladie étrangère à la fièvre jaune, sur le même lit, enveloppé de la même couverture, sous laquelle un autre venait d'expirer de cette maladie, sans que l'arrivant contractât la fièvre jaune, etc. »

M. Bally rapporte aussi à la page 241 de son ouvrage qu'il ne craignait pas de toucher les liquides noirs dans les dissections et qu'il n'avait jamais éprouvé aucune irritation à la peau.

Quant à M. Pariset, il n'a pas sérieusement étudié la fièvre jaune. Il s'en est tenu aux renseignements qui lui ont été fournis par les médecins Espagnols qui sont contagionnistes *par ordre de l'autorité.*

Mais c'est à Chervin surtout, qui a vécu, pendant dix ans, au milieu des malades atteints de fièvre jaune, en renonçant à tout intérêt particulier, qu'il faut s'adresser pour avoir sur cette maladie les idées les plus justes. Tout le monde sait, du reste, que ce médecin héroïque est revenu des Antilles pour faire la gloire de sa patrie et mourir dans la misère, après avoir démontré une vérité éclatante.

Je ne puis pas parler plus longuement de la fièvre jaune, car je n'ai jamais pu étudier cette maladie *de visu.* Mais mon opinion à ce sujet a été formée par la lecture des ouvrages de ceux qui ont pu observer cette affection sur les lieux mêmes, et parmi ceux-ci, je dois citer l'important mémoire du Docteur Sulpicy, imprimé à Paris en 1827 et intitulé les *Contagionnistes réfutés par eux-mêmes,* mémoire de 34 pages, que je laisse à la disposition de tous ceux qui voudront en prendre connaissance, qui résume parfaitement toutes les opinions qui ont cours dans la science, en démontrant la supériorité de la doctrine anti-contagionniste.

www.ingramcontent.com/pod-product-compliance
Ingram Content Group UK Ltd.
Pitfield, Milton Keynes, MK11 3LW, UK
UKHW020156130726
13696UKWH00002B/542